JN202440

世界一に3度輝いた
〝皮膚の博士〟が明かす

頑《がん》固《こ》なかゆみも
アトピーも
1分肌《ハダ》活《カツ》で
必ずよくなる

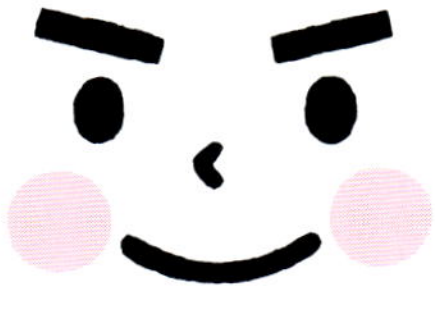

医学博士
うるおい皮ふ科クリニック院長
豊田雅彦

三笠書房

はじめに
「肌活《ハダカツ》」で、かゆみのない最高の人生を実現できる

今も、あなたが体のどこかに感じている「かゆみ」。

あるいは、ご家族が苦しんでいるのかもしれない「かゆみ」。

そのつらさ、切実さ、苦しんだ年月は人によってさまざまです。

しかし、それがどれほど深刻であっても、私は断言できます。

「かゆみのない人生。それは必ず実現します」と。

先日も患者さんから、こんなお手紙をいただきました（以下、本書の例はすべて個人情報に配慮して一部を変えてあります）。

「私の皮膚を本当に楽にしてくださり、ありがとうございました。感謝の気持ちは言葉で言い表せないほどです。先生と出会えたことで『頑固なかゆみも治るんだ』と初めて思うことができました」

この方だけが特別なのではありません。私は2005年に「うるおい皮ふ科クリニック」を開院して以来、無数の方々がかゆみから解放され、人生が180度好転する

喜びをともにしてきました。

かゆみの治療法は一人ひとり違いますが、一方、誰にでも大きな効果を発揮する肌の強化法があります。

それが「肌活《ハダカツ》」です。

肌活とは、弱い肌を強くするための対策です。

そして、**「アレルギーなど、将来の皮膚のトラブルを防ぐ」「今ある肌トラブルが治るスピードを早める」「しわ、しみ、たるみ、くすみを防いで美容に貢献する」**という、3つのすばらしい効果があります。しかも1分もあればできます。今、皮膚トラブルがある人も、ない人も、すべての人に習慣にしてほしいと思っています。

かゆみは、痛みと同じくらい、人生を左右する

「たかが、かゆみ」ではありません。

かゆみが人生を左右することは、しばしばあります。

たとえば、物心ついた時からアトピー性皮膚炎に苦しみ、20年近くも引きこもっていた女性がいました。

肌の変色を治そうと、青春時代には強力なステロイド剤を全身にべったり塗り続け、副作用でベッドから上半身が起こせないほど体力が衰えてしまったそうです。

しかし、その後、当クリニックで治療を受け、1年もしないうちにかゆみがなくなったのです。肌もキラキラと別人のように美しくなりました。

「全身にまとわりついていた重荷から解放されて、心がすっきり晴れました。結婚し、子供にも恵まれるという『当たり前の幸せ』を手にできる日がくるなんて、想像もできませんでした」と、うれし涙を流していました。

仕事、勉強にも影響

また、かきむしった傷だらけの肌が赤くただれた営業マンがいました。

周囲からの「気持ち悪いなあ」という無言の嫌悪感がひしひしと伝わってきて、お客様の前に出るのが怖くなり、「会社を辞めよう」と思ったそうです。ところが、当クリニックで正しい治療と「肌活」をしたら数カ月できれいになり、**営業の仕事が楽しくてたまらなくなった**というのです。

かゆみにイライラしてまったく勉強に集中できなかった高校生もまた、**正しい治療**

と肌活でかゆみが消えたとたんに勉強に集中できるように。そして、なんと東京大学にストレートで合格したそうです。

かゆみは強いストレス、慢性的な睡眠不足、集中力や意欲の低下などを引き起こします。頑固なかゆみは心の状態や人間関係、見た目に悪影響を与え、仕事、結婚、進学など、あらゆる人生イベントにマイナスを及ぼすのです。

世界最高峰の西洋医学に、東洋医学をプラスして完治率急上昇！

私は富山医科薬科大学（現富山大学）医学部を卒業し、同大学付属病院皮膚科に勤務中の１９９４年、米国ボストン大学医学部皮膚科学教室に招かれて留学しました。**留学中の１９９６年、米国ワシントンＤＣで開かれた国際会議である研究皮膚科学会議年次総会で、「色素細胞と神経の接着」の発表により、最優秀研究賞を共同受賞しました。世界的な学会ですから、世界一の賞といえます。**これが、かゆみを専門に研究するきっかけとなりました。

この成果を日本で役立てるために私は帰国し、大学付属病院に戻りました。

かゆみは皮膚科で最も患者数が多く、最もやっかいな症状でありながら、日本には専門に研究・治療している皮膚科医がほとんどゼロでした。日本どころか世界的にもかなり少なく、かゆみに関する国際的な学会もなかったのです。

「それなら自分がやろう」と覚悟を決め、大学付属病院の皮膚科の臨床医として患者さんを診察しながら、かゆみの研究に没頭したのです。

その研究が実を結び、２００２年、パリで開かれた国際皮膚科学会で、シクロスポリンに関する研究発表によって、再び世界一の賞（臨床部門）を単独受賞。

さらに２００４年、米国マイアミで開かれた同学会で、抗アレルギー剤とかゆみに関する研究発表により、３度目の世界一の賞（研究部門）を単独受賞したのです。国際皮膚科学会の臨床と研究の２部門で世界一になったのは、当時世界初でした。

「最先端の医療で、かゆみに悩む人を１人でも多く救いたい」という願いにさらに近づこうと、私は研究の幅を広げます。

そして、最新の西洋医学に１５００年以上の歴史がある漢方薬を併用するという、かゆみ治療に現時点で最も効果的な診療スタイルにたどりついたのです。

その後に開院した**当クリニックでも、完治率はぐんぐん上がりました。**

評判が評判を呼び、かゆみに苦しむ患者さんの来院数は、増える一方です。

当クリニックには、時に朝6時頃から患者さんが並び始め、すぐに病院を取り巻くほどの行列ができます。待ち時間短縮のために、スタッフ増員や整理券発行、診療状況がスマートフォンでわかるシステム導入などの工夫をしても、最長6時間もお待ちいただく場合があります。それでも多くの方が診てほしいということで、夜半近くまで診察することもあります。

本当の原因さえわかれば、ピタリと止められる

かゆみの原因は、とても複雑です。

虫刺されや、**化粧品**によるかぶれだけではありません。なにげなく身につけている**下着**や**メガネ**、**装身具**が原因かもしれません。**洗剤**や**香油**も原因になり得ます。なんと、**かゆみ止めの薬**がかゆみを引き起こすという皮肉な現象も多いのです。

糖尿病といった内臓の病気や、**アレルギー**を背景とする場合もあります。

そのアレルギーの要因も、**食べ物**、**花粉**、**気温**や**湿気**、**光**、**カビ**、**化学物質**など、さらに無数に分かれます。

同じ症状に見えても、**患者さんの体質によって原因が異なる**こともしばしばです。

かゆみが治まらないのは、本当の原因を見誤ったり、見落としたりするからなのです。原因が多岐《たき》にわたるため、皮膚科医でさえ診断を間違うことがあります。

しかし、あきらめることはまったくありません。

私は、原因究明のために一般的なパッチテスト（126ページ参照）や細菌検査をするのはもちろん、食べ物の好き嫌いや、お風呂の湯は熱めかぬるめかまで聞き取ります。からんだ糸をほぐすように手がかりを追究していけば、原因は必ずわかります。**正しい原因さえ突き止めれば、かゆみの治療は9割成功したも同然なのです。**難治とされるアトピー性皮膚炎でさえ、よい状態を維持できるようになります。

「肌を傷めること」してませんか――自分の肌活状態チェック

ここで簡単なチェックをしましょう。あなたには、こんな習慣がないでしょうか。

□長風呂が好き
□シャワーは41度以上の熱いお湯でないと浴びた気がしない
□汗をかかないように気をつけている
□1日2回以上、石鹼で体を洗う

□保湿剤はなるべく使わないようにしている
□食事を制限するダイエットを長く続けている
□処方された薬は、あまり飲んでいない（塗っていない）
実は、これらはみんな肌によくないことであり、肌活に反する行為なのです。

肌活で強い肌をつくりつつ、トラブルには正しい治療で対処する。これができれば、改善しないかゆみはないと、私は再度断言します。

かゆみのない人生は実現するのです。

今、がまんできないかゆみがある人はとりあえず、第3章の1項目で応急処置をしましょう。そして、深刻なかゆみがある人も、肌を強くしたい人も、第1章を読んでください。その後、ご自身の症状に合わせて第2、4、5章をお読みいただければ、最速で必要な情報が得られるでしょう。

大切な人生をかゆみに奪われないために本書がお役に立てば、これにまさる喜びはありません。

うるおい皮ふ科クリニック院長　豊田《とよだ》雅彦《まさひこ》

目次

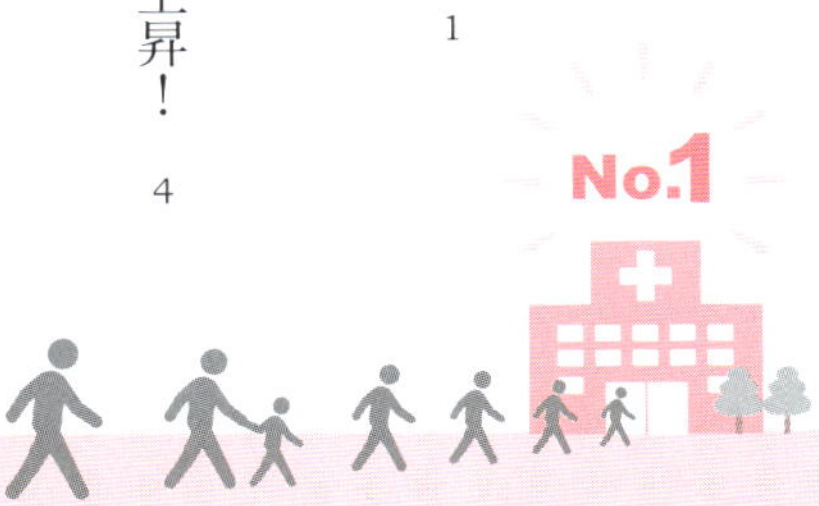

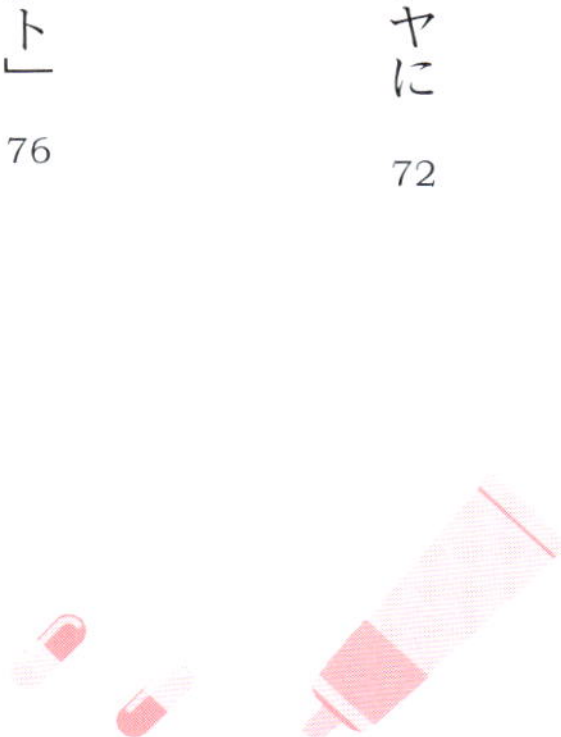

第2章
スーッとラクになる！アトピーのかゆみ、これが最高の治療法

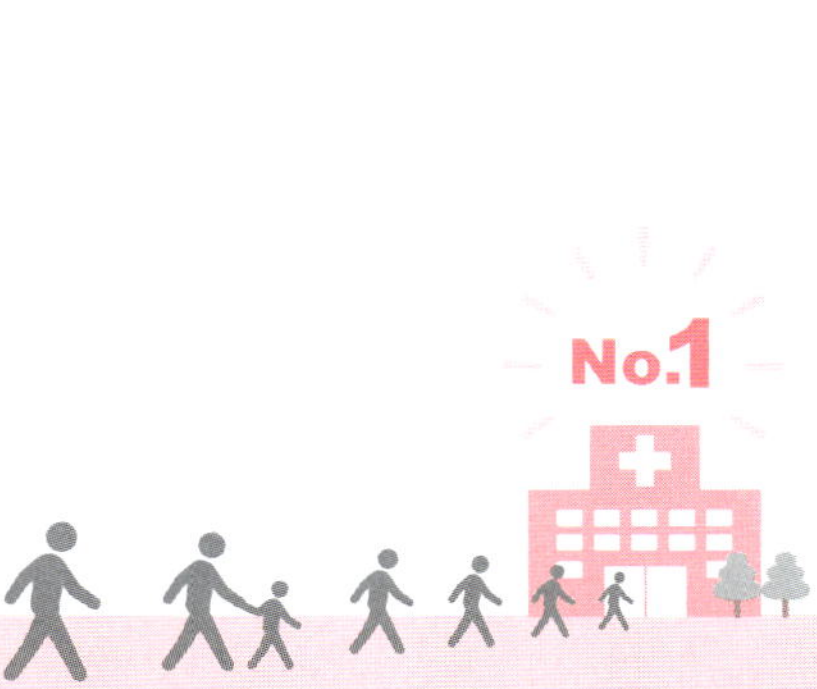
No.1

第3章 かゆみの応急処置と知っておくべきメカニズム

第4章 体のパーツ別・かゆみを起こす疾患と対処法

頭、目、耳、鼻、手……

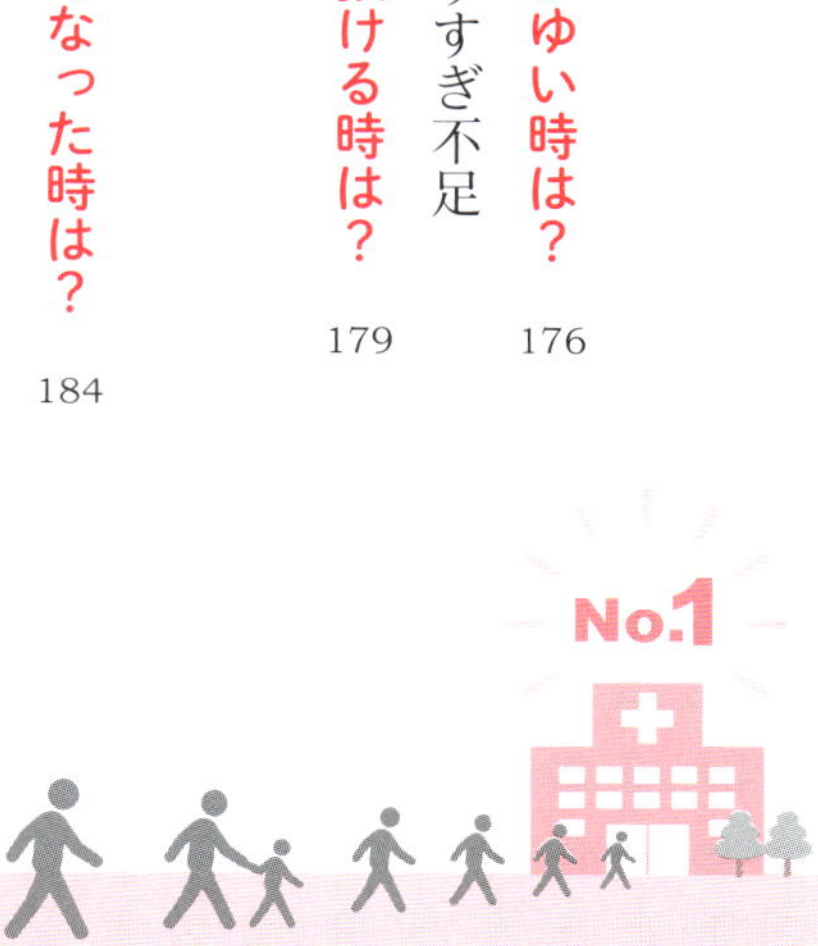
No.1

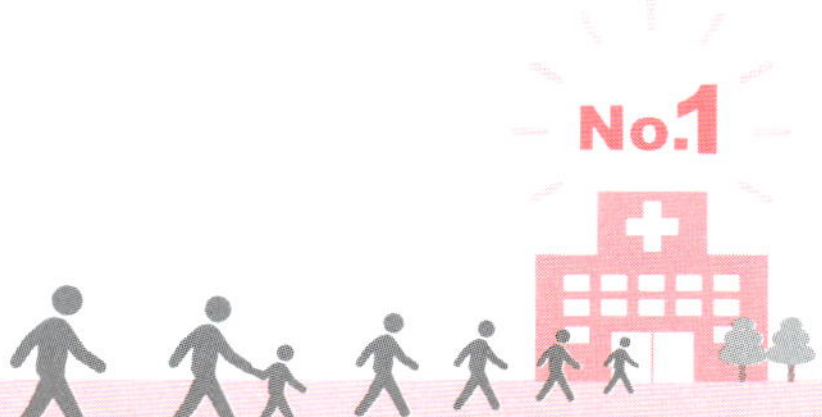
No.1

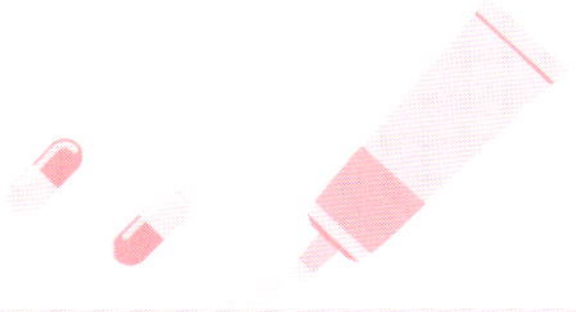

第5章 全身が、かゆくなりやすい10の疾患

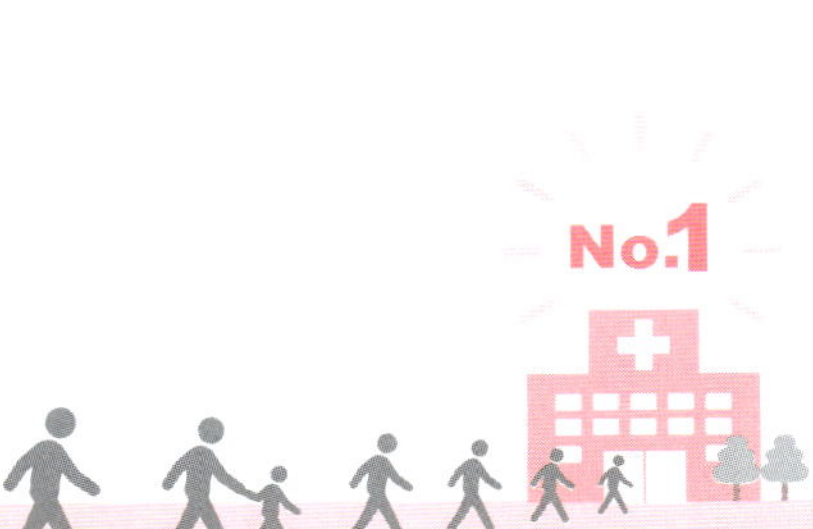

No.1

プロデュース 天才工場 吉田浩
本文イラスト BIKKE
図版DTP コパニカス

第1章

肌活で、弱い肌もかゆみも、驚くほどよくなる

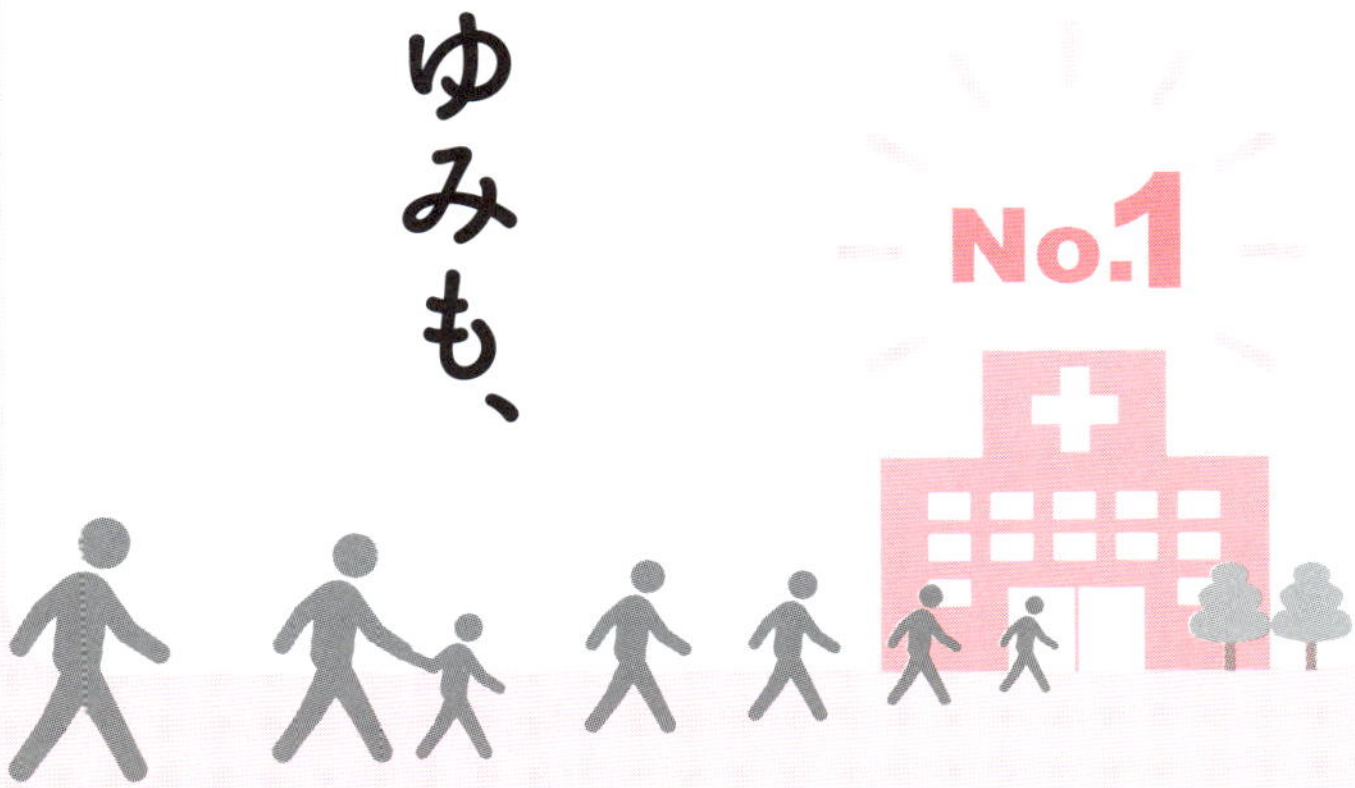

1 肌活はすべての人に必要な、たった3つの簡単習慣

肌は自分で、強くできる

「あっ、もうかゆくない」

「赤い腫れが、きれいに治ってる！」

そんな肌を実現するために、今日から「肌活《ハダカツ》」をスタートしましょう。

私のいう肌活とは、弱い肌を強くしてかゆみをなくし、**皮膚のトラブルを防ぐ対策、**そして**すでにトラブルが起きている肌の改善と治療を促進する習慣**をいいます。

腸内環境を整えて体を健康にする「腸活《ちょうかつ》」がよくいわれますが、肌活にも同じような医学的意味があります。単なるメイクやスキンケアだけをさすのではありません。

健康に重要な役割を果たす腸内フローラ（細菌叢《さいきんそう》）のバランスがくずれると、アレ

ルギーや自己免疫《めんえき》疾患などにつながります。

同様に、皮膚には皮膚フローラがあり、アレルギーや免疫機能と強く結びついています。この皮膚フローラのバランスを保つのも、肌活の目的の1つです。

といっても、難しいことは1つもありません。次の3つだけでオーケーです。

肌活①肌をうるおわせる（保湿）

肌活②肌の内部の熱を冷ます（冷却）

肌活③肌を清潔に保つ（清潔）

どれも、塗る、洗う、バスタイムの工夫といった1分間もあればできることばかりですから、長く続けられます。この継続が、肌を生まれ変わらせるのです。

ただ、中には、**肌活①**の反対の「脱保湿」をする方や、**肌活③**が行きすぎて1日何度も体を石鹸《せっけん》で洗ってしまう方がいます。肌活は①**保湿**、②**冷却**、③**清潔**を正しく行うことが大切です。

弱い肌の2つのタイプ

「弱い肌」とは、かゆみを感じやすい肌のことです。かゆみ過敏状態にあるため、わずかな刺激にも容易に反応してかゆくなるのです。
弱い肌には2つのタイプがあります。「敏感肌」と「デリケート肌」です。**敏感肌は、乾いているためにかゆみを感じやすくなった乾燥肌です。**「カサカサする」「荒れている」状態なので、保湿が必要となります。

デリケート肌は、かぶれやすいためにかゆみに過敏になった肌です。「化粧水がしみる」「ヒゲを剃《そ》るとカミソリ負けする」といったように刺激に弱くなっていますから、保湿をするにも、かぶれない方法を選ぶことが大切になります。

デリケート肌の方は、初めての薬や化粧品にも、「しみる」「痛い」「かゆくなる」という反応を示すことが少なくありません。そういう方ほど、しっかりした肌活が必須です。でないと、痛みやかゆみで洗顔や化粧が困難になりかねません。

このほか、すべてにトラブルを抱えてしまっている肌の方も安心してください。肌活をすれば、普通に石鹼や化粧品が使えるようになるのです。

皮膚はヒト最大の臓器！ その構造とバリアのしくみ

皮膚（肌）は、人間最大の臓器です。広げれば畳《たたみ》1枚分にも相当します。

皮膚の全体構造

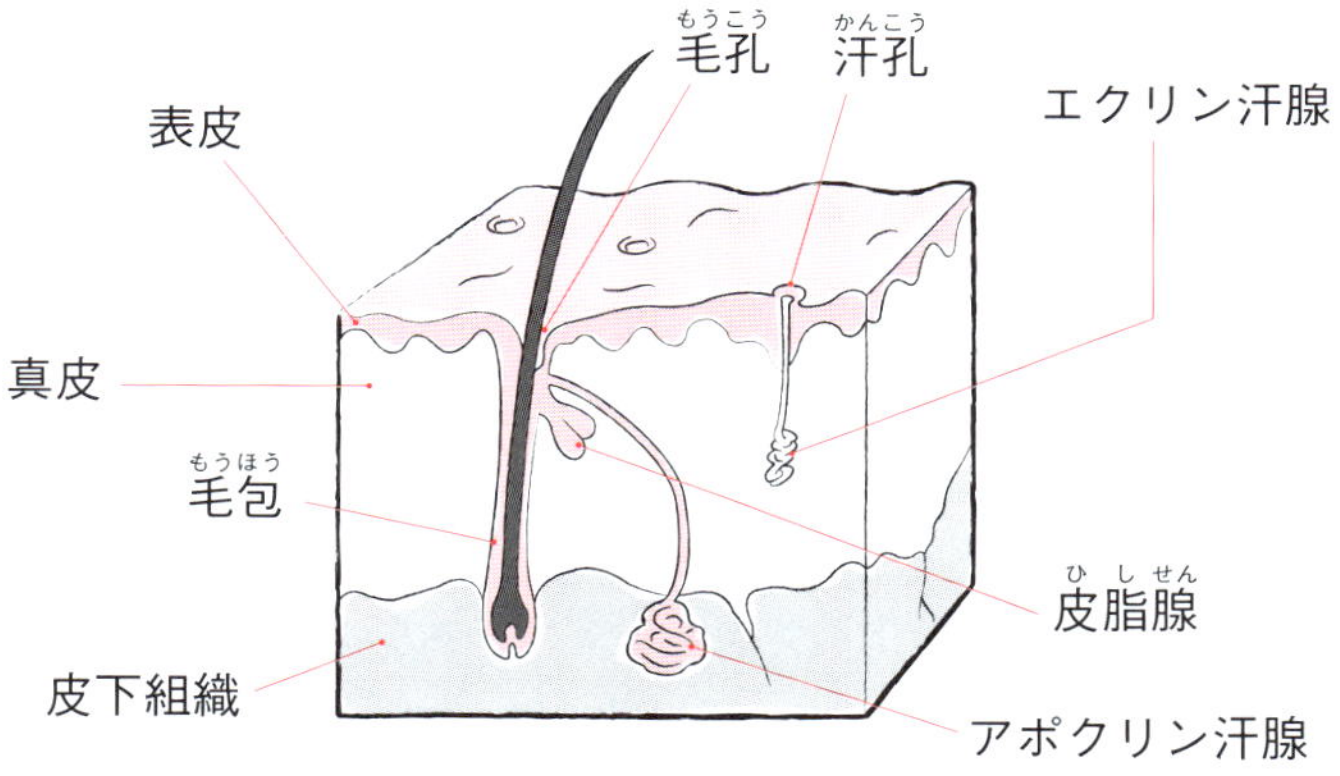

表皮の構造

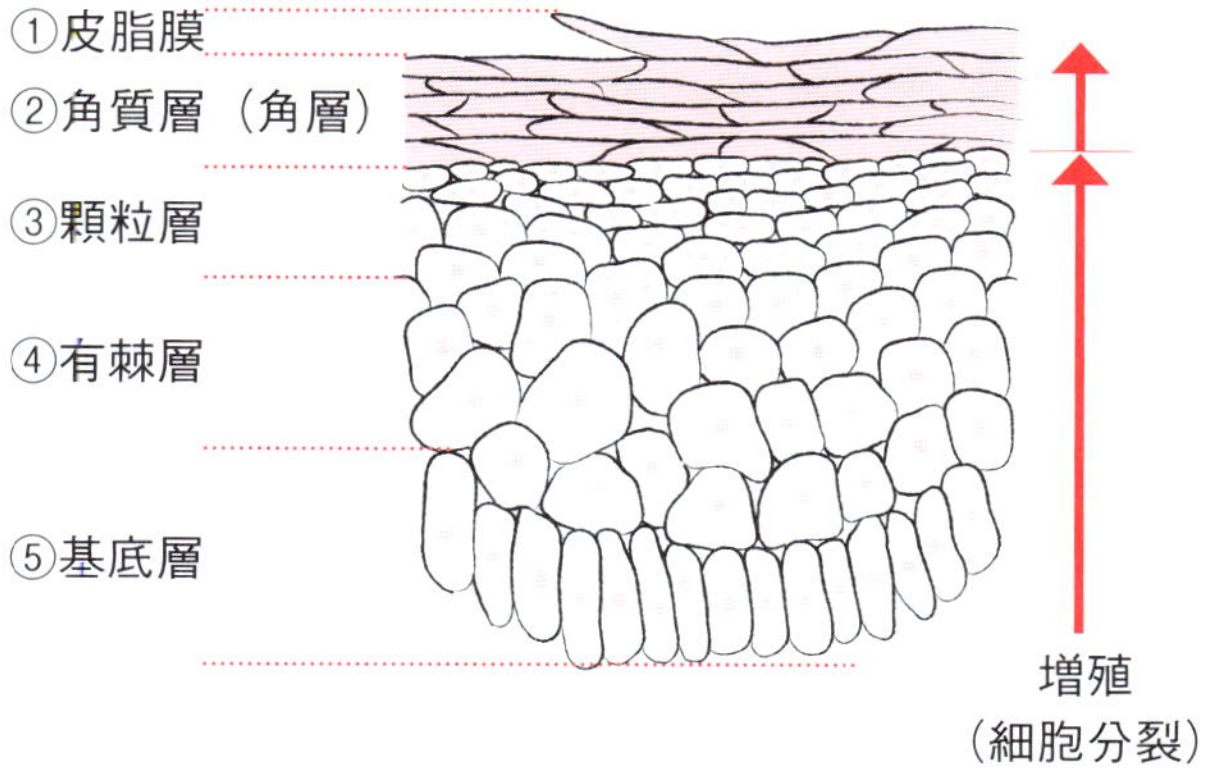

「皮膚って臓器だったんだ！」と驚く人がいるでしょう。このように、皮膚が臓器だと意識するところから肌活は始まります。

そこで、31ページ上のイラストで皮膚の構造をざっくりと知っておきましょう。

全体は、内側から「皮下組織」「真皮《しんぴ》」「表皮《ひょうひ》」となっています。

皮下組織はおもに脂肪細胞からなり、比較的太い血管や、神経が走っています。

真皮は皮膚の本体ともいうべき厚い線維《せんい》性の組織です。汗腺《かんせん》や皮脂腺《ひしせん》、免疫細胞などが存在しています。

表皮は、皮膚の一番外側にある薄い組織です。肌を乾燥や紫外線などから守り、うるおいを保つバリア（防護壁）となっています。

31ページ下のイラストで表皮の構造を見てみましょう。内側から「基底《きてい》層」「有棘《ゆうきょく》層」「顆粒《かりゅう》層」「角質《かくしつ》層」となっており、「皮脂膜《ひしまく》」によって覆《おお》われています。

バリアの中で最も大きな役割を果たしているのが、皮脂膜と角質層です。水分の蒸散を防いでうるおいを保ち、細菌やホコリ、アレルゲン（アレルギーの原因物質）といった刺激物をハネ返してくれています。

しかし、皮脂膜は、皮脂腺から分泌される皮脂が汗と混じって皮膚を覆っているだ

健康な皮膚

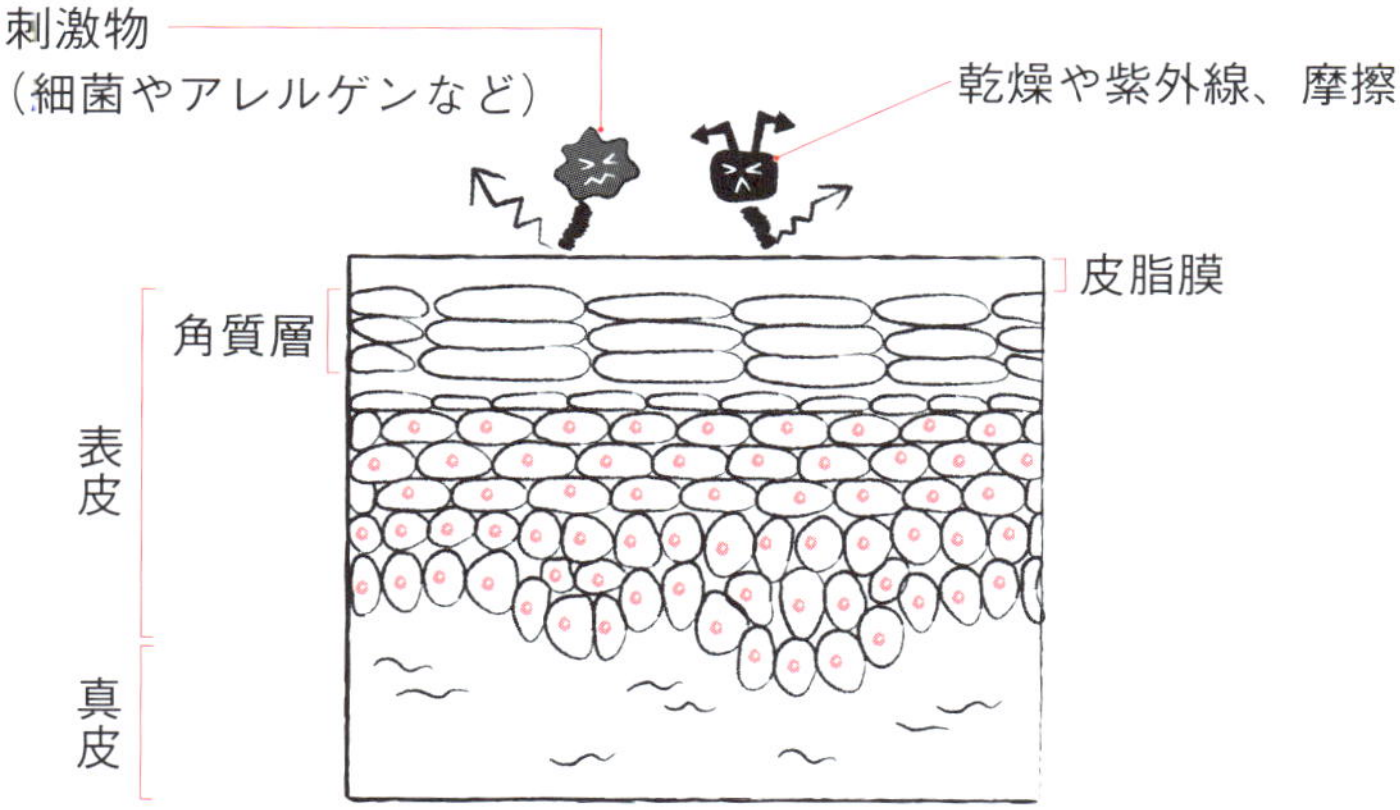

皮膚が乾燥すると？

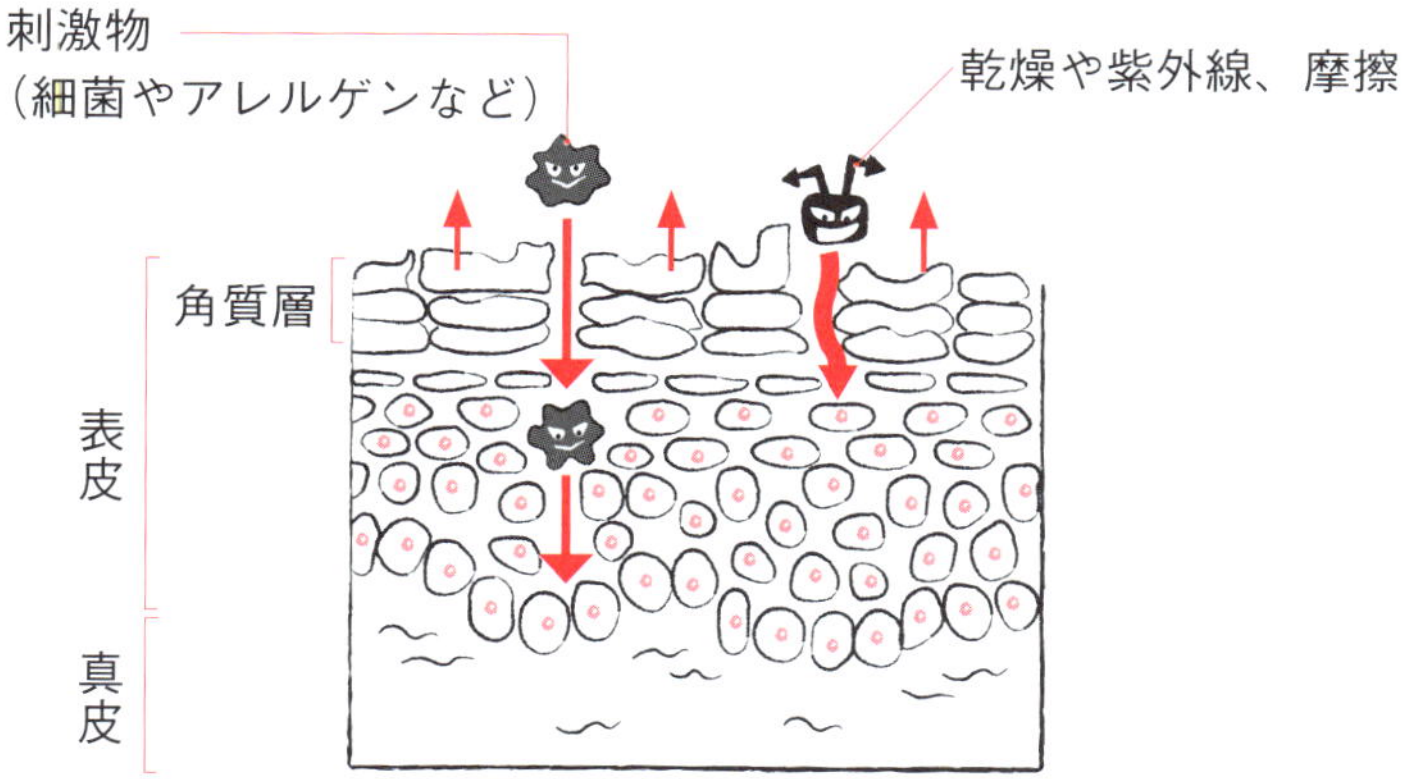

けですから、入浴などで洗い流されてしまいます。**皮脂膜がなくなると角質層は乾きやすくなり、皮膚から水分が蒸散してますますカサカサするという悪循環になります。**バリアが弱まり、細菌やアレルゲンなどが角質層の隙間から入り込んで、トラブルを起こすことにもなるのです。

一方、基底層では常に新しい細胞がつくり出されています。そのため細胞は有棘層、顆粒層へと徐々に押し上げられ、やがて死んで**「角質細胞」**になります。角質層は、死んだ角質細胞がウロコのように重なり合って形づくられているのです。

角質層で重なり合っている死んだ細胞は、**「セラミド」**を含む細胞間脂質によってつながっていますが、やがてアカやフケとして体から離れていきます。

このように新しい細胞がつくられては死んで離れていく生まれ変わりのサイクルが、「ターンオーバー」（**新陳代謝**）**です。**

細胞が死んで角質層になるまでの約14日と、角質細胞がはがれ落ちる角質層のターンオーバーを合わせて、表皮のターンオーバーといいます。角質層のターンオーバー周期は体の部位や年齢などで違います。顔は角質層が薄く約14日。かかとは角質層が厚く約120日。**表皮のターンオーバー平均周期は、20代で約30日とされています。**

2 大切なのは、うるおいを保つこと

効果が倍増する「保湿剤の上手な塗り方」

肌活でやることはたった3つですが、多忙だと、「3つも?」と思う時があるかもしれません。

そういう時は、一番の基本、**肌活①の保湿**を心がけてください。

ローションや化粧水といった「保湿剤」を全身にたっぷりとなじませましょう。角質層のセラミドは水分を皮膚内に保つ最強の物質ですから、セラミドが入っている保湿剤を使って肌にセラミドを補ってあげるのが最も効果的です。

保湿剤を上手に塗るには、3つのコツがあります。

1つ目のコツは、しわに沿って塗ること。しわの中に保湿剤が入り込み、塗りむらがなくなります。

2つ目のコツは、風呂上がり10分以内に塗ること。風呂上がりは皮脂膜が洗い流されて肌が乾きやすくなっています。**入浴でうるおった水分は、10分もすれば蒸発してなくなります。ですから、10分以内に保湿することが大切です。**

「肌のほてりを冷ましてから」とリビングなどに移動する前に、風呂場でスピーディに保湿するほうがいいでしょう。

3つ目のコツは、たっぷりと塗ることです。保湿剤の種類にもよりますが、テカテカするくらい塗るのが目安です。塗り終えた肌をティッシュペーパーで軽く押さえてみましょう。ティッシュが貼りつくようなら十分な量が塗れています。

肌バリア機能は簡単に強化できる

保湿の重要性を示す最新の研究事例を、2つあげます。

1つ目は、国立成育医療センターのアトピー性皮膚炎に関する研究結果です。

生後1週間以内の赤ちゃんの全身に保湿剤を塗ると、アトピー性皮膚炎の発症リスクが、なんと**3割以上も低下した**のです。

保湿剤の塗り方

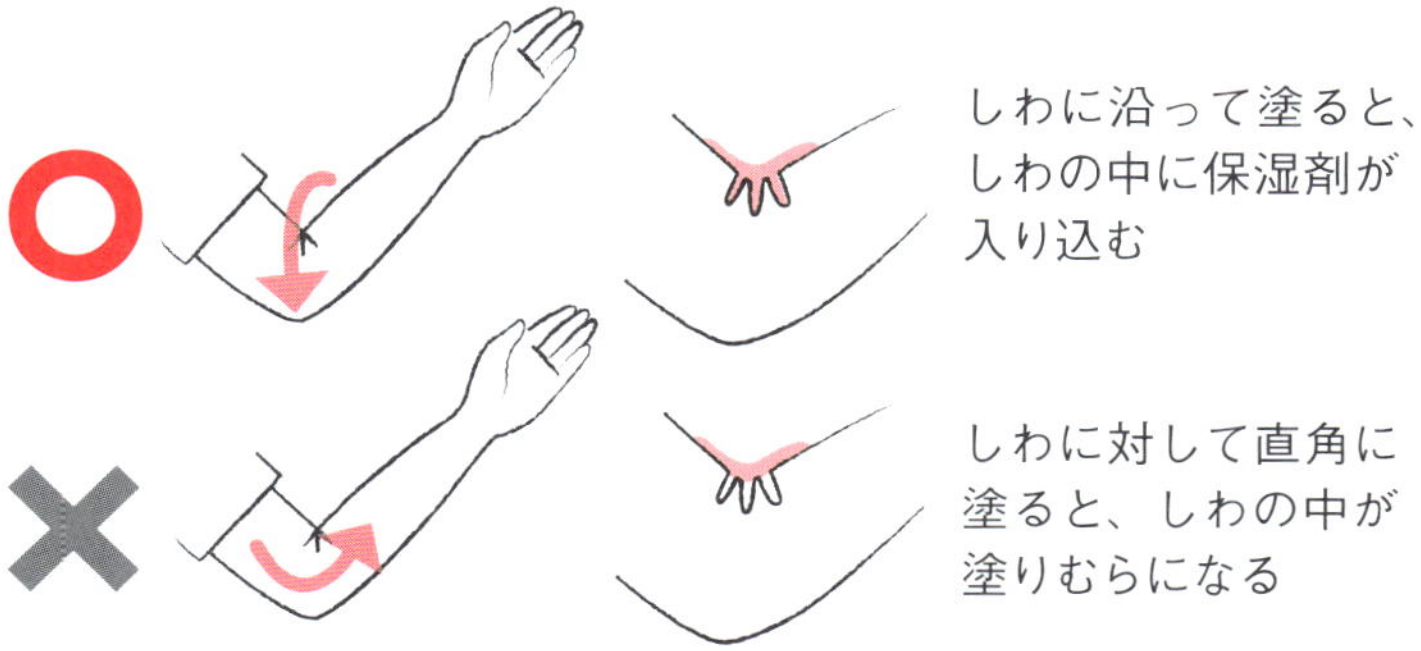

入浴後は肌が乾きやすい

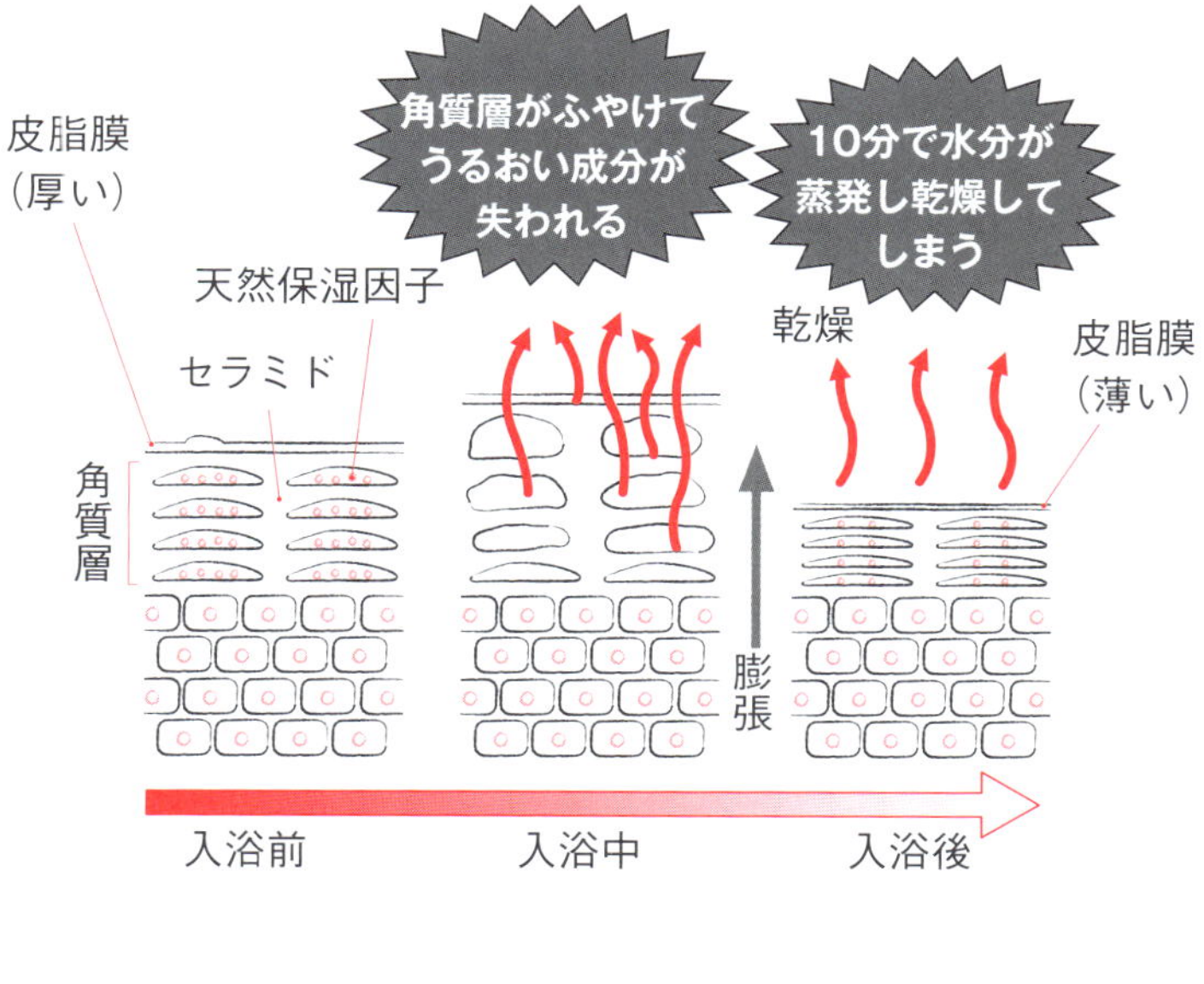

この劇的な改善の理由として、同センターは、**毎日入浴後に保湿剤を塗ったことで、肌のバリア機能の一部が改善された**ことをあげています。

私の運営する「うるおい皮ふ科クリニック」に通うアトピー性皮膚炎の患者さんたちにも、同様のことがいえると思います。なぜなら、アトピー性皮膚炎の症状が軽い場合には、副腎皮質《ふくじんひしつ》ホルモンの一種を含む「ステロイド外用薬」や、免疫抑制剤の一種である「タクロリムス軟膏《なんこう》」を処方して症状が改善したら、その後は保湿剤を塗るだけで、よい状態を維持できることが多いからです。

これを知れば食物アレルギーまでよくなる!

保湿の重要性がわかる研究事例の2つ目は、意外にも、**食物アレルギー**に関するものです。「先生、助けてください!」と、アトピー性皮膚炎の赤ちゃんを抱いて当クリニックに駆け込んでくるお母さんは、数知れません。

アトピー性皮膚炎はかゆみが強く、患者さんも多いので次章で詳しく取り上げますが、特に赤ちゃんにとって怖いのが**「アレルギーマーチ」**です。

アレルギーマーチとは、「アトピー素因」のある乳幼児が成長するに従って、アレルギー性の疾患がまるで行進《マーチ》のように次々と症状を変えて出現することをさします。

アトピー素因とは、遺伝的にアレルギー体質であることです。気管支喘息《ぜんそく》、アレルギー性鼻炎・結膜炎、アトピー性皮膚炎の家族歴・既往歴があるか、または体内にアレルゲンが侵入した時に攻撃し排除する「IgE《アイジーイー》抗体」がつくられやすい体質である場合は、アトピー素因があるといっていいでしょう。

アレルギーマーチの代表的な例が、赤ちゃんの頃に食物アレルギーやアトピー性皮膚炎が現れる場合です。やがてゼーゼーという喘鳴《ぜんめい》が始まり、気管支喘息発作を起こすようになります。そのうちに、花粉やハウスダストといった吸入性のアレルゲンにも敏感になり、アレルギー性の鼻炎や結膜炎、蕁麻《じんま》疹《しん》を発症していくのです。

その食物アレルギーの原因は、これまでは食べ物にあるとされていました。

乳幼児期には、体に必要なものと不要なものを選別する体内のフィルター能力が未熟なため、アレルゲンを受け入れてしまうと考えられていたのです。そのため、乳幼児期から卵や牛乳、小麦、ピーナッツといったアレルギーを起こしやすい食材を与えるのは避けるべきだとされていました。

ところが最近は、その逆であることがわかってきたのです。

口から体に入った食べ物はアレルギーの原因になりにくくなるので、乳幼児期から与えていいと考えられるようになりました。

口からよりも、**皮膚を通して体に入った成分のほうが、食物アレルギーを引き起こしやすい**ことが明らかになっています。

日本における具体的事例としては、数年前に、**小麦の成分を含む石鹸**を使った人たちが、集団で小麦アレルギーになったことがありました。

また、イギリスの事例では、ピーナッツオイル入りのクリームを子供に塗る習慣が親にあると、子供にピーナッツアレルギーが増えたという調査結果もあります。

「量は口から入れるほうが多いのに、影響は皮膚からのほうが大きいんだ！」と驚くかもしれません。

皮膚からアレルゲンが体内に入ってアレルギーを引き起こすことを「経皮《けいひ》感作《かんさ》」といいます。**アレルギーマーチを防ぐには、経皮感作に注意する必要があるのです。**

具体的には、皮膚のバリア機能を低下させないことが大切になります。バリア機能が低下すると経皮感作を起こしやすくなるからです。

ここで、先の国立成育医療センターの「赤ちゃんの全身に保湿剤を塗るとアトピー性皮膚炎の発症リスクが3割以上低下した」という研究結果を思い出してください。

新生児期から肌の保湿をしっかり行い、皮膚のバリア機能を正常に維持することで、経皮感作を防ぎ、アレルギーマーチを予防できる可能性があるのです。

なお、湿疹《しっしん》もバリア機能を著しく低下させます。

絶対にやってはいけない、「脱保湿」

「保湿が肌活の基本だ」と説明すると、たいていの患者さんは「なるほど！　薬を塗るほかに、保湿も欠かさないようにします」と約束してくれます。

ところが中には、首を傾《かし》げる方もいます。「保湿剤を使わない『脱保湿』を推奨するお医者さんもいます。どちらが正しいんですか？」と言うのです。

結論から言うと、脱保湿は、絶対にやってはいけません。試した患者さんは、必ず症状が悪化しているからです。

肌のバリア機能や保湿性は、主として**「皮脂」**と**「セラミド」**、それに**「天然保湿因子（NMF《エヌエムエフ》）」**の3つの成分で成り立っています。

皮脂は、皮脂腺から分泌される物質で、汗と混じって皮脂膜となります。

セラミドは、角質細胞と角質細胞の間にある保湿物質です。天然保湿因子は、角質細胞の中にある物質で、水分を取り込む吸湿性と、水分を保つ保湿性の両方の働きがあります。

脱保湿を主張する人は、「保湿剤を使っていると、このうちの天然保湿因子とセラミドのうるおいを保つ力が衰えて、保湿剤がないと皮膚の乾燥に悩まされる『保湿依存症』に陥ってしまう」と言います。

しかし、現実的には、脱保湿をしても、皮膚本来の保湿機能が改善する可能性は〝きわめて低い〟のです。**なぜなら、天然保湿因子とセラミドの働きは、遺伝や自律神経機能といった生まれつきの体質にコントロールされているからです。**つまり、脱保湿をしたからといって、肌の保湿力が鍛えられることはないのです。

また、アトピー性皮膚炎のように**カサカサとうるおい不足になっている肌をそのままにしておくと、「乾燥してかゆくなる→かき壊して傷になる→治らない」という悪循環**から抜けられなくなります。

かゆみの症状が強いアトピー性皮膚炎を制するには、薬剤による治療と同じくらい、**肌を強くする保湿が必須**なのです。

3 いい汗は、いい肌をつくる

肌の熱を冷ますだけで！ 3つも「いいこと」が起こる

「肌活②肌の内部の熱を冷ます（冷却）」にも、保湿は密接にかかわっています。

ところで、そもそもなぜ、肌の内部の熱を冷ます必要があるのでしょうか？

かゆくなった肌を見て、「こんなに赤くなっている！」と驚いたことがありませんか。

赤くなったのは、皮膚が熱を持ったからです。熱を持ったのは、皮膚の中で炎症が起こったからです。そして炎症が起きると、かゆくなります。

つまり、**肌の熱を冷ませば、炎症も、かゆみも、肌の赤みも抑えられる**のです。

たとえば、アトピー性皮膚炎の患者さんの肌は、炎症を起こして熱を持っています。

肌の内部で炎が燃えているような状態です。肌がカサカサに乾いていては、炎の熱は内部にこもる一方です。保湿によってたっぷりとうるおわせてこそ、肌は熱を気化熱などとして逃がすことができます。熱が冷めれば、かゆみが抑えられるわけです。また、濡れた紙に火がつきにくいように、うるおった肌は炎症が起きにくくなります。肌がうるおうと外用薬の浸透がよくなるというプラス面もあります。

くり返しますが、脱保湿など、とんでもないことなのです。

私は、アトピー性皮膚炎の患者さんが目ざすべきゴールを、「保湿だけしていれば、よい状態を維持できること」だと考えています。

保湿をメインとした肌活を行い、それだけで肌がよい状態を保てるようになることが、アトピー性皮膚炎から回復した証《あかし》であり、肌が強くなった証拠なのです。

汗をかいたら、すぐ流すのがコツ

「いい汗をかいてくださいね！」と、私は患者さんに言うことがあります。**いい汗をかくことが、いい肌活になるからです。**私がこう言うと、「満員電車でジトッとした嫌な汗をかくと、かゆくてたまらなくなるんです。でも、満員電車なので、かくこともできない」と、アトピー性皮膚炎の患者さんが訴えることがあります。

そうです、実は、精神的ストレスでかく「ジットリした汗」と、運動でかく「サラッとした汗」は、別ものなのです。運動をして「サラッとしたさわやかな汗」をかくことが大切なのです。

汗には、大きくわけて2種類あります。一つは、〝冷や汗〟〝あぶら汗〟〝手に汗にぎる〟などの精神的なストレスを受けた時にかく「ジットリした不快な、悪い汗」です。もう一つは、スポーツをしたときや入浴をして体温が上がり、体内の循環がよくなった時にかく「サラッとしたさわやかな、いい汗」です。

この2つの汗は、成分やＰＨ（酸性度・アルカリ度を示す値。中性は7）が違っています。後者の「サラッとさわやかな、いい汗」のほうはＰＨ9以上と、石鹸に近い弱アルカリ性なため、洗浄能力にすぐれています。成分も99％が水分であり、汗自体でかゆみが生じることはありません。

汗には、蒸発する時に熱を奪って体温を下げるほかに、肌に大切な3つの役目があります。1つ目は**保湿**。汗は肌のうるおいを保ちます。2つ目は、**バリア機能**。汗は皮脂と混じって皮脂膜になり、細菌やアレルゲンから皮膚を守るのです。

そして3つ目が、**「肌活③肌を清潔に保つ（清潔）」**の役割です。汗は肌の表面の汚れを流してくれます。

ただし、**汗は、かいたら早く洗い流すことが肝要**です。健康な肌は弱酸性なので、pHの高い汗を放置すると、皮膚フローラがくずれてしまいます。

さらに、放置された汗は細菌の格好の栄養になります。たとえば、黄色《おうしょく》ブドウ球菌は体のどこにでもいる常在菌《じょうざいきん》ですが、これが増殖すれば、健康な人でも食中毒や腸炎、肺炎、化膿《かのう》症などになりかねないのです。

汗をかいたあとにサッとシャワーを浴びたり、炎症の起こりやすい部分を水で洗ったり、清潔な衣服に着替えたりしているかどうか。これが、**「肌活③肌を清潔に保つ（清潔）」**の要《かなめ》になります。

うっすら汗ばむくらいの運動をできるだけ日常生活に取り入れ、いい汗をどんどんかきましょう。運動すれば新陳代謝も上がって、自然と皮脂がつくられます。皮脂は汗と混じって皮脂膜になり、肌が守られ、うるおうのです。

汗をかかないと体温や皮膚の温度が上がって炎症が悪化する恐れがあるうえ、肌が乾燥しやすくなり、細菌に感染したり、経皮感作の危険が高まります。

保湿剤を塗ることは、非常に大切ですが、夏はクーラーのそば、冬は暖房のそばでジーッとしていて**まったく汗をかかないのでは、保湿剤の効果も半減**でしょう。

汗の新常識――アトピーの人ほど汗をかいたほうがいい

アトピー性皮膚炎の患者さんは、健康な人に比べて発汗量が少ない傾向があります。そのために、ますます皮膚に熱がこもってしまうのです。

発汗量が少ない理由の1つに、汗をかくことを恐れて運動を控えることがあげられます。「汗はアトピー性皮膚炎を悪化させる」という古く誤った常識にとらわれているのかもしれません。**今では、汗を十分にかかないと、むしろ症状は悪化するといわれている**ことを知っておきましょう。

アトピー性皮膚炎の患者さんの発汗量が少ないもう1つの理由は、自律神経、特に交感神経の乱れによって発汗機能が低下するためだと考えられています。

これは逆にいえば、**発汗機能を向上させることが、アトピー性皮膚炎の治療となり得る**のです。

皮膚炎でバリア機能が損なわれていると角質の水分量が不足しますが、一方で、角質の水分量は発汗の影響を受けることが新たにわかっています。

さらに最近の研究によって、保湿剤の一部に、安静時の発汗である「基礎発汗」を促す作用があることが発見されました。十分な保湿剤を使用することで発汗機能を向上させ、角質の水分量を回復することができるのです。

ガマンなし、制限なし、人生を思いきり楽しみながら治していこう

アトピー性皮膚炎の患者さんは、運動や発汗ばかりか、多くのことを「これはダメ、あれもダメ」と禁止する声に翻弄《ほんろう》されがちです。

「アトピーに小麦や米、大豆はダメ、肉や脂っこいものもダメ」と言われても、これらをいっさい排除した食事で普通の社会生活を送れるでしょうか。食事以外でも、「ハウスダストやダニはダメ」に始まり、「じゅうたんやカーテンはダメ」「ペットも観葉植物もダメ」と際限がありません。これでは息が詰まってしまいます。

私たちは無菌室で暮らしているのではありません。一歩も家の外に出ないで生活するわけにはいきません。「これはダメ、あれもダメ」をすべてかなえる場とは、極論すると、お墓の中しかないでしょう。

一生、「ダメ、ダメ」と避け続けるのではなく、肌を強くして、なんでも食べられ、ペットや観葉植物とのふれ合いも楽しめるようになれたらいいと思いませんか。
私の目ざす肌活は、まさにこれなのです。

大切なのは清潔と保湿のバランス

もう1つ言いたいのは、**肌活はバランス**だということです。

たとえば、体を洗うと、肌は清潔にはなりますが、乾燥に傾きます。放っておいたらパリパリになってしまうので、保湿剤をつけるのです。

つまり、**「肌活③肌を清潔に保つ（清潔）」**と、**「肌活①肌をうるおす（保湿）」**は相反することなのですが、その2つのバランスをうまく取るのが肌活といえるのです。

保湿は念入りにやるけれど、清潔についてはいつも水洗いだけとか、過剰なほど清潔志向だけれど保湿を怠る、というバランスのくずれた習慣は肌活になりません。肌を強くせず、逆に弱くしかねないのです。

③清潔と①保湿のバランスをうまく取りながら、「肌活②肌の内部の熱を冷ます（冷却）」することこそが、肌活なのです。

4 肌を痛めない！ お風呂の肌活

長風呂は、かゆみに最悪

「肌活③肌を清潔に保つ（清潔）」については、自信を持つ方が結構います。

「実行できてます！　毎日30分は湯船につかりますから」

「私は大丈夫です。シャワーや入浴のたびに石鹸で体を洗っています」

いずれもよくある清潔志向です。

しかし、長風呂は肌活にはお勧めできません。石鹸で体を洗うのも、頻度《ひんど》によっては肌を痛める大問題になります。

なぜでしょうか。

まず、**長風呂は、皮脂、セラミドとともに肌の保湿・バリア機能をになっている天**

然保湿因子を体から奪うことになるからです。

天然保湿因子の主成分は、タンパク質が分解されたアミノ酸です。角質細胞の中にあるアミノ酸は水に溶けやすいので、長風呂をしたり、シャワーを浴びすぎたりすると体から抜けていってしまいます。そのため、肌の弱い方やかゆみのある方は特に、湯船につかるのは短い時間にとどめるのが賢明です。

お湯をぬるめにすることも大切です。42度を超える熱いお湯だと、天然保湿因子ばかりか、脂質やセラミドまでもお湯に溶け出してしまいます。38度から40度くらいのぬるめのお湯にして、つかる時間は10分以内にしましょう。

熱いお風呂に長時間つかるのは絶対に避けてください。熱さで皮膚の血管が拡張し血管周囲の神経が刺激されてかゆみが引き起こされるからです。熱さはかゆみとつながっています。お酒を飲むとかゆみが悪化するのも、血管が拡張するからです。

「石鹸は1日1回まで」——このリミットが重要

次に、石鹸やボディソープで体を洗う頻度は、1日1回が適正だと思います。

入浴やシャワー自体は肌活にいいことですので、短時間であれば1日に何度行っても問題ありません。

しかし、入浴やシャワーのたびに体を石鹼で洗うのは、真夏などよほど汗をかく時でない限り、やめましょう。

これには2つの理由があります。皮脂膜の減少と皮膚フローラの乱れです。

1つ目は、何度も石鹼で洗うことで、大切な皮脂膜が失われてしまうからです。保湿の最大のポイントである角質層もダメージを受けてしまいます。

私が勧めるのは、「お湯のみ洗い」です。

「1日に何回入浴してもシャワーを浴びてもかまいません。でも、石鹼を使って洗うのは1日1回にして、あとはお湯だけで洗ってください」ということです。

実際、お湯のみ洗いで、汚れのほとんどは除去できます。

石鹼を使う時はよく泡立て、手でやさしく洗いましょう。力を入れず、こすらないようにソフトに洗うのがコツです。

手の届かない背中はタオルを使いますが、肌の弱い方やかゆみのある方には、「お肌にやさしい」とうたわれているタオルやスポンジさえも、刺激になりかねません。

最も人の手の感触に近くて肌にやさしいのは、実は「日本手拭《てぬぐ》い」です。

お風呂の肌活

①長風呂はしない。湯船につかるのは 10 分以内

②お湯はぬるめで。38 度から 40 度が適正

③１日の２回目以降は
「お湯のみ洗い」が最適。
汚れのほとんどは除去できる

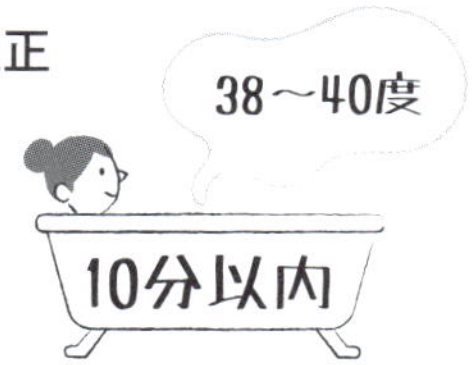

④石鹸やボディソープは、
よく泡立て、手でやさしく洗う

⑤背中を洗う時は、日本手拭いがベスト

⑥ナイロンタオルで全身をゴシゴシ
こすり洗いするのは厳禁

⑦これらを守れば、入浴やシャワーは
１日何回でもＯＫ

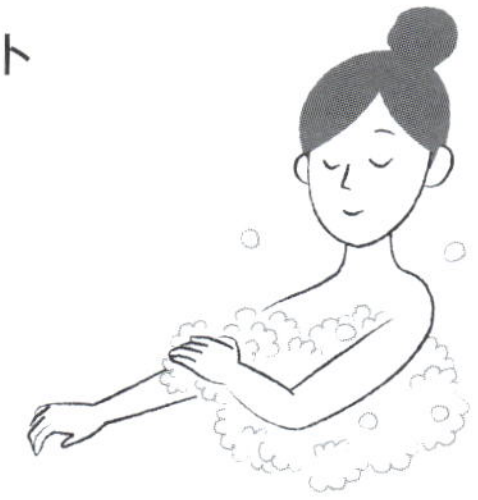

石鹸をよく泡立て、手でなでるように洗う。力を入れない、こすらないのがコツ

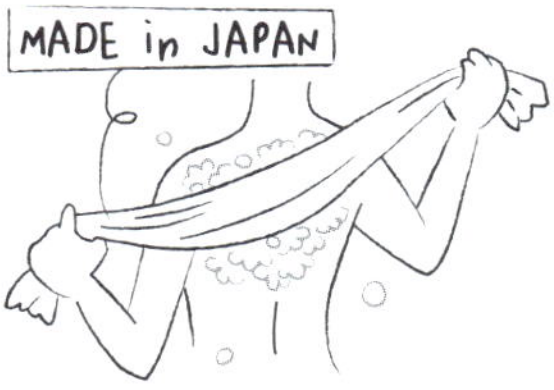

手が届きにくい背中は、できれば日本手拭いで、やさしく洗う。ナイロンタオルでこすると皮膚を傷めて、色素沈着が起こり、黒ずむことも

私も肌が弱いので、体を洗う時は日本手拭いを使っています。感触が快く、石鹸で洗っても、皮膚はなんのダメージも受けません。

いけないのは、硬いナイロンタオルで全身をゴシゴシとこすり洗いすることです。保湿の3つの成分（皮脂・セラミド・NMF）が、ごっそり失われてしまいます。ナイロンタオルは皮膚に色素沈着を起こすこともしばしばあり、使わないのが賢明です。

なお、外で入浴する場合に、いわゆる「あかすり」をしてもらうことも、お勧めできません。角質層のほぼ全層が取り去られてしまうからです。角質層を取られると、肌はミイラと同じになるとさえいえるのです。

では、よく美容目的で行われるピーリングはどうでしょう。ピーリングには深さの段階があり、深く角質全層を取る場合はターンオーバー周期に合わせてくり返します。あかすりや肌のこすりすぎは、ターンオーバーを考えていません。皮膚（角質）の修復を無視しているから、肌によくないのです。

洗いすぎると悪玉菌が増える

なぜ石鹸を使って体を洗う適正頻度は1日1回がベストなのか？　その2つ目の理

由は、**洗いすぎると皮膚フローラを健全に保てない**ためです。

皮膚には、体や肌によい働きをする善玉菌と、黄色ブドウ球菌に代表される悪玉菌などが、常在菌として、一定のバランスで一定の数、住みついています。

体を洗いすぎると、この皮膚フローラのバランスがくずれるのです。

まず、菌全体の量が減ってしまいます。菌の増減は皮膚フローラが乱れる原因です。さらには、悪玉菌が増えてしまいます。

一般に石鹼はアルカリ性であるうえ、酸性である皮脂膜を取り去りますから、ダブルで肌がアルカリ性に傾いてしまうのです。困ったことに、悪玉菌はアルカリ性が好きで、善玉菌は酸性を好む傾向があります。悪玉菌が増えて、皮膚フローラが大きく乱れてしまうのです。

私は、**肌を清潔に保つことは、常在菌のバランスを上手に保つこととほぼイコール**だと思っています。

ですから、**肌活③清潔**を実現するためには、「洗いすぎない」「こすらない」、そして石鹼やボディソープなどの「洗浄剤を使いすぎない」の3つを意識してください。

極端な清潔志向からは遠ざかるのが賢明です。

なお、洗髪も同じように考えるのがよいと思います。

また、固形の石鹸と液体のボディソープで、肌活上の差はありません。ただ、「この成分が肌に効く！」などとうたっているものよりも、**できるだけ成分のシンプルなもの**がよいと思います。

極端な清潔志向はアトピーの一因

皮膚フローラの乱れは、アトピー性皮膚炎を誘発する一因になることがわかっています。


ある研究で、アトピー性皮膚炎の患者さんの皮膚では、常在菌の種類が著しく少なくなっており、しかも過半数が悪玉である黄色ブドウ球菌であることが明らかになったのです。

さらにマウスを使った実験では、皮膚表面の常在菌のバランスを整えることで、アトピー性皮膚炎の症状が改善することも証明されています。

別の研究は、増加した黄色ブドウ球菌が出す毒素が、アレルギー反応やかゆみを起こすヒスタミンなどを放出する「マスト細胞（肥満細胞）」を過剰に刺激し、かゆみや炎症の原因となっていると報告しています。

そういうこともあって、私は**近年の極端な清潔志向が、アトピー性皮膚炎の増加に拍車をかけている**のではないかと憂慮《ゆうりょ》しています。

現代の日本は、とてもいい衛生状態が保たれています。それなのに、「もっときれいにしなきゃ」と、除菌や消毒、洗浄をしすぎるのは、極端な清潔志向といわざるを得ません。不潔でいいわけではもちろんありません。

しかし、肌活の求める清潔さとは、1日に何度も石鹸で体をこすり洗いすることではないのです。

そんなことをしていては、皮膚フローラがつくる皮膚のバリアを壊してしまいます。アレルゲンが侵入しやすくなり、アトピー性皮膚炎の発症を促してしまうのです。

お風呂では、「洗いすぎない」「こすらない」「洗浄剤を使いすぎない」。

この3つのコツで、皮膚フローラのバランスを整えれば、アレルギーを誘発する経皮感作の予防や、アレルギーマーチの進行を防ぐことにもなります。

アレルギーを防げれば、アトピー性皮膚炎を発症しにくい肌になります。たとえアトピー性皮膚炎になっていたとしても、症状が悪化しにくい肌をつくれるのです。

5 美味しい！　食べる肌活

意外にも、体にいいものが、肌にいいとは限らない

「食べて肌をきれいにできませんか」「かゆみを防ぐ栄養素は？」といった質問が、患者さんからよく出ます。

しかし、残念ながら、「これさえ摂取すれば保湿ができます。かゆみを防げます」といった食べ物や飲み物、サプリメントのたぐいは存在しません。体の外側からの肌活が、「保湿」「冷却」「清潔」のバランスであるように、内側もバランスが大事なのです。どれか1つだけ食べればOK！ということはあり得ません。

そのため、質問に対する答えは、こんな一般論になります。

「バランスのいい食生活に改善することはよいことです。体が健康になれば皮膚も健

康になり、ひいては肌活を助けることになります」

肌活は、あくまでも外側からやるもの。栄養を補充する、栄養のバランスを取る、といった内側からのアプローチは、「合わせ技」として有効だ、くらいに考えてください。なぜなら、食べ物によって摂取した栄養素が「体によいか」と「肌によいか」は、次元の違う話になるからです。

また、同じ栄養素でも、口から摂取する場合と、皮膚に塗る場合とでは、効果はまったく変わるのです。

肌活で重要なのは、栄養素が皮膚に届いているかどうかです。

肌に必要な栄養素は、皮膚に直接塗ったほうが届きます。

ただし、届くのは角質層を含む表皮までです。その下の真皮にまで到達させる必要がある時は、注射などの方法を用います。当クリニックでは、栄養素を皮膚に届ける方法を、患者さんの状態や要望によって、使い分ける場合が数多くあります。

飲むコラーゲンは、ほぼ効果ゼロ

口から摂取しては皮膚に届きにくい栄養素の代表例が、コラーゲンです。

確かにコラーゲンは、皮膚や軟骨を構成する主要なタンパク質です。サプリメントなどを飲めば肌によさそうに思えます。

しかし、口から摂取したコラーゲンが全部そっくりそのまま皮膚に到達して、肌がうるおい、皮膚に張りが出るなどということはありません。

理由は、あらゆる栄養素は、消化酵素などの働きでこまかく分解されてから吸収されるからです。コラーゲンなら、何種類もあるアミノ酸に分解されて体の各所に運ばれます。骨をつくる材料が足りていなければ骨へ、筋肉をつくる材料が足りなければ筋肉へ運ばれます。

つまり、高価なコラーゲンを摂取するのと、タンパク質が豊富な肉や魚、大豆製品を食べるのは、結局はアミノ酸として吸収されるという点で、なんら変わりがありません。**むしろ、高価なコラーゲンをちょっぴり飲むよりも、それよりも普通の高くも安くもない肉や魚、大豆製品をたっぷり摂取するほうが、より多くのアミノ酸を皮膚に届けられるのです。**

コラーゲンのほか、コマーシャルでよく「美肌成分」と華々しくうたわれるヒアルロン酸やセラミドも同じで、口から摂取しても、肌活にはなりません。

「水はどうですか。水の飲み方が足りないために、乾燥肌になっている気がするんですが」と言う方もいます。

水も同様です。たくさん飲んだからといって肌がうるおうことはありません。肌をうるおわせるには、肌に直接保湿剤を塗り、角質層を守ることが一番です。

水は生命維持に不可欠ですし、夏なら熱中症予防のためにも十分に飲む必要があります。しかし、水の場合も**「体にいいか」と「肌にいいか」は同じではない**のです。

「脂質」だけはよく選ぼう

「口から摂取する栄養を、外から行う肌活と効果的な合わせ技にするには、何に気をつければいいんですか」と聞く方もいます。

三大栄養素とビタミン、ミネラル、および発酵食品については、次のことを知っておくとよいと思います。

まず、三大栄養素についてです。

タンパク質、炭水化物、脂質の三大栄養素は、皮膚をつくるときの土台となり、表皮のターンオーバーの動力としても働く大切な栄養素です。

中でも**重要なのは脂質**です。脂質は健康な皮膚を保つ材料となるうえに、ビタミンA・D・Eといった脂溶性ビタミンなどの吸収にも役立っているからです。

さらに、**脂質の構成成分である脂肪酸は、皮膚に大きな影響を及ぼします。皮膚にとってお勧めなのは、アレルギーや炎症を抑える作用がある「オメガ3《スリー》系脂肪酸」です。**

代表は、イワシやサバ、サンマなどの青魚《あおざかな》に多く含まれるEPA（エイコサペンタエン酸）やDHA（ドコサヘキサエン酸）、エゴマ油やアマニ油に豊富なアルファリノレン酸です。これらは人間の体内でつくれない必須脂肪酸でもあります。

一方、皮膚にとって注意すべきなのは、「オメガ6《シックス》系脂肪酸」です。**代表は、大豆油やコーン油といった植物油に豊富なリノール酸です。摂取しすぎると免疫細胞が働きにくくなってしまいます。アトピー性皮膚炎を含む皮膚のアレルギー性炎症などの悪化を引き起こし、かゆみの増悪にかかわります。**

ただし、オメガ6系脂肪酸が悪いわけではありません。リノール酸は必須脂肪酸でもありますし、血中コレステロールを下げるといった作用もあります。

大切なのは、やっぱりバランスよく摂取すること。厚生労働省は、オメガ3系とオ

脂肪酸と油脂製品

- 脂肪酸
  - 飽和脂肪酸
    - ・バター
    - ・ヘッド
    - ・ラード
    - ・牛や豚の脂身
    - ・ショートニング
    - ・マーガリン
    - ・ココナッツ油
    - ・綿実油など
  - 不飽和脂肪酸
    - 一価不飽和脂肪酸
      - **オメガ9系（オレイン酸）**
        - ・オリーブ油
        - ・キャノーラ油（菜種油）
        - ・品種改良でオレイン酸量を多くしたひまわり油やサフラワー油（紅花油）
        - ・ピーナッツ油
        - ・米ぬか油
        - ・パーム油（やしの実の油）など
    - 多価不飽和脂肪酸（必須脂肪酸）
      - **オメガ3系（アルファ・リノレン酸）**
        - ・亜麻仁油（フラックス油）イワシ、サバ、サンマなど魚の油
        - ・シソ油
        - ・エゴマ油など
      - **オメガ6系（リノール酸）**
        - ・コーン油
        - ・ヒマワリ油
        - ・サフラワー油（紅花油）
        - ・綿実油
        - ・大豆油
        - ・ゴマ油
        - ・クルミ油
        - ・アーモンド油など

メガ6系の割合が1対4を理想としています。

しかし、実情は1対10～30。私たちは、オメガ6系を圧倒的に多く摂取しすぎているのです。リノール酸が菓子、パン、カップ麺《めん》、加工食品、ファストフードに多く含まれるためです。

こうした**「見えない油」の摂取過多が、かゆみの原因となっている可能性がある**ことを記憶しておきましょう。

ちなみに私自身は肌活の一環として、こんなことを実践しています。

・原材料表示に「植物性油脂」とある加工食品は、リノール酸が使われている可能性が高いので控える

・週に3～4回は青魚を食べて、EPAやDHAを摂取する

・オメガ3系は熱に弱く酸化しやすいため、調味料やドレッシングとして生食する

・加熱調理にはオメガ9《ナイン》系の多いオリーブ油を使う

オメガ9系の油は熱に強いうえ、活性酸素除去作用を持っています。オメガ9系が不足すると皮膚が酸化してしまい、皮脂などが酸化した過酸化脂質が増え、これが肌荒れや肌の乾燥を引き起こし、かゆみにつながってしまうのです。

脂肪酸の種類と特徴

<table>
<tr><th colspan="3">分類</th><th>おもな脂肪酸</th><th>代表的な食品</th><th>特徴</th></tr>
<tr><td colspan="2" rowspan="6">飽和脂肪酸</td><td>短鎖</td><td>酪酸</td><td>バター</td><td rowspan="6">主としてエネルギー源となる</td></tr>
<tr><td>中鎖</td><td>ラウリン酸</td><td>ヤシ油・ココナッツ油</td></tr>
<tr><td rowspan="4">長鎖</td><td>ミリスチン酸</td><td>ヤシ油・パーム油</td></tr>
<tr><td>パルミチン酸</td><td>バター・牛や豚の脂</td></tr>
<tr><td>ステアリン酸</td><td>牛や豚の脂</td></tr>
<tr></tr>
<tr><td rowspan="7">不飽和脂肪酸</td><td colspan="2">一価不飽和脂肪酸</td><td>オレイン酸</td><td>オリーブ油・菜種油（キャノーラ油）・牛や豚の脂など幅広く存在</td><td>血液中のコレステロールを減少。酸化されにくい</td></tr>
<tr><td rowspan="6">多価不飽和脂肪酸</td><td rowspan="3">オメガ6系</td><td>リノール酸</td><td>紅花油（サフラワー油）・ひまわり油・綿実油・コーン油・大豆油など多くの植物油</td><td>必須脂肪酸。血液中のコレステロール値や血圧を下げる</td></tr>
<tr><td>ガンマリノレン酸</td><td>母乳</td><td>血糖値、血液中のコレステロール値を下げる・血圧を下げる。さまざまな生体機能の調整</td></tr>
<tr><td>アラキドン酸</td><td>レバー・卵白・サザエ</td><td>必須脂肪酸・胎児、乳児の正常な発育に必須</td></tr>
<tr><td rowspan="3">オメガ3系</td><td>アルファリノレン酸</td><td>シソ油・エゴマ油・アマニ油</td><td>必須脂肪酸・体内でエネルギーになりやすく、必要に応じ体の中でEPA、DHAにつくり変えられる</td></tr>
<tr><td>EPA（エイコサペンタエン酸）</td><td>キンキ・サンマ・マイワシ・ハマチ（養殖）・ブリ・ウナギ・マグロ（トロ）</td><td>抗血栓作用・血液中の中性脂肪を減少させる・酸化されやすい</td></tr>
<tr><td>DHA（ドコサヘキサエン酸）</td><td>サンマ・マグロ（トロ）・ハマチ（養殖）・ブリ・ニジマス・ウナギ</td><td>抗血栓作用・脳のリン脂質の構成成分。酸化されやすい。脳の機能を高める</td></tr>
</table>

6 食べれば肌が強くなる！ビタミン・ミネラルで肌ヘルプ

まずはビタミンACE

「肌にはビタミンやミネラル、発酵食品を食べるといいのでは？」と思う人は多いと思います。

まず、ビタミンについて述べましょう。

肌活から考えた場合、「ビタミンACE《エース》」といわれる**ビタミンA、ビタミンC、ビタミンEが重要**です。抗酸化作用があり、活性酸素から細胞を保護してくれるからです。また、**肌のターンオーバーを助けるビタミンB群**も忘れてはなりません。

・ビタミンA

ビタミンAには、**レバー**や**卵**などの動物性食品に含まれる「レチノール」と、**ホウ**

レンソウや**ニンジン**などの緑黄色野菜に含まれる「ベータカロテン」があります。

ビタミンAが不足すると、肌が乾燥しやすくなります。その理由は、汗腺や皮膚の機能が低下して皮脂量が減り、角質層の保湿機能が低下するからです。また、**ビタミンAが不足すると、皮膚が細菌感染を起こしやすくなる**ことも覚えておきましょう。

一方、「ベータカロテン」や、**トマト**に含まれる「リコピン」が食物アレルギーや花粉症を抑制することから、マウスで実験した結果、角質層水分量の低下抑制と、皮膚の炎症細胞の増加抑制の両方があることが明らかになっています。アトピー性皮膚炎の抑制につながることが期待されるのです。

・ビタミンC

ビタミンCは、**柑橘類**《かんきつるい》や**イチゴ**といった果物、**ホウレンソウ**や**ブロッコリー**などの野菜に多く含まれています。

肌活的には、**体内の活性酸素を除去して肌のダメージを防ぎ、また、皮膚のターンオーバーを整える**作用があります。

・ビタミンE

ビタミンEは、**アーモンド**などの**ナッツ類、胚芽油、ウナギ**などの**魚介類、大豆、**

緑黄色野菜などに豊富に含まれています。**強力な抗酸化作用**で知られていますが、肌活的には、皮膚の血行を促進し、新陳代謝を促す作用がうれしいところです。皮膚のバリア機能を強化し、乾燥肌を予防する働きもあります。

・ビタミンB群

ビタミンB群には多くの種類がありますが、肌活的にはB_2とB_6が重要です。

ビタミンB_2は、**ピーナッツ**などの**豆類**、**レバー**、**牛乳**、**卵**、**緑黄色野菜**などに多く含まれています。熱に強い一方で、光に当たると分解しやすいことも知っておきましょう。

ビタミンB_2は、血管、特に皮膚の毛細血管を丈夫にして血液循環をよくする働きがあります。不足すると毛細血管が拡張し、日光の透過性が高くなることから、日光に過敏になります。また、糖質や脂質の代謝を促進して皮膚の健康な成長を助ける作用があり、欠乏すると皮膚のターンオーバーが乱れたり、乾燥などの肌荒れが起きやすくなったりすることに気をつけてください。

ビタミンB_6を多く含むのは**肉類**や**魚介類**で、特に**マグロの赤身**には豊富です。腸内

ビタミンを多く含む食品

■ビタミンの種類とおもな働き

脂溶性ビタミン

種類	働き	多く含む食品※
ビタミンA	皮膚、粘膜を健康に保ち、感染症を予防する。薄暗いところで視力を保つ	バター、牛乳、チーズ、レバー、卵、緑黄色野菜など
ビタミンE	強い抗酸化作用で細胞の老化を予防する。カロテンの酸化を防ぎ、生体膜を健全に保つ	大豆、玄米、綿実油、緑黄色野菜、ウナギの蒲焼、アーモンドなど

水溶性ビタミン

種類	働き	多く含む食品※
ビタミンB_2	補酵素の成分として、アミノ酸、脂質、炭水化物がエネルギーに変わるのをサポートする。成長発育を促進	牛乳、粉乳、レバー、卵、肉類、納豆、緑黄色野菜など
ビタミンB_6	アミノ酸からタンパク質を合成するのをサポートする。そのためタンパク質の摂取量に合わせて、必要量が増加する	レバー、肉類、マグロ、卵、ニンニクなど
ビタミンC	コラーゲン生成。血管、歯、結合組織を健康に保つ。鉄の吸収やビタミンEの再利用にかかわる。コレステロール代謝に有効、動脈硬化などを予防	ミカン、イチゴ、野菜（特にブロッコリー、ホウレンソウ、赤ピーマン）、緑茶など

※ビタミンを多く含む食品は、1回に食べる量を基準にしている。

細菌によっても合成されています。

ビタミンB_6は**ホルモンバランスを整える**作用があるので、不足すると湿疹、脂漏《しろう》性皮膚炎、口角炎などの肌トラブルを招きます。

ミネラルで重要なのは亜鉛と鉄

ミネラルには、カルシウムやナトリウム、カリウム、塩素などがありますが、**肌活から見て重要なのは、「亜鉛」と「鉄」**です。

・亜鉛

亜鉛は、**魚介類**、**肉類**、**海藻**、**ゴマ**などの**種実類**に多く含まれています。特に**カキ(貝)**、**ウナギ**、**レバー**には豊富です。

亜鉛は新陳代謝にかかわっており、**皮膚のターンオーバーを促進させる**働きがあります。また、活性酸素を除去する酵素SOD（スーパーオキシドディスムターゼ）をつくり出すため炎症抑制効果があり、かゆみの抑制にもかかわると考えられています。

アトピー性皮膚炎に亜鉛補充療法が有効だったという報告もあるのです。

・鉄

鉄には、ヘム鉄と非ヘム鉄があります。

ヘム鉄は、**レバー**、**赤身の肉や魚**、**貝類**といった動物性食品に多く、非ヘム鉄は**緑黄色野菜**、**ヒジキ**などの**海藻類**、**大豆製品**といった植物性食品に多く含まれます。

鉄分は血液のもととなりますから、不足すると貧血になって細胞に栄養が行き渡らなくなってしまいます。

そのため、**鉄分不足は肌のターンオーバーに悪影響がありますし、老廃物の運搬ができなくなる**ことから肌荒れの原因にもなります。血行不良による肌のくすみも問題になってきます。

鉄分は汗や生理などで失われるミネラルですから、激しいスポーツをしている人や生理のある女性は、美肌をつくるためにも積極的に摂取することが大切です。

しかも鉄分は吸収率が低いので、摂取にも工夫が必要になります。

ヘム鉄と非ヘム鉄を比べればヘム鉄の吸収率のほうがよいので、ヘム鉄の形で取るのがいいと思います。

また、**鉄分はビタミンCやタンパク質と一緒に取ると吸収率が高まります**から、食べ合わせの工夫も大切です。逆に、緑茶や紅茶に含まれるタンニン、ホウレンソウなどに多いシュウ酸は鉄分の吸収を抑制するので注意しましょう。

発酵食品で「腸活」すれば、さらにツヤツヤに

皮膚の外側でなく内側からの肌活アプローチとなれば、腸活も大切になります。**とりわけ肌荒れを防ぐためには、腸内環境を整えてくれる発酵食品の摂取が有効です。**中でも効果的なのが、代表的な善玉菌である乳酸菌を多く含む**ヨーグルト**、**ぬか漬け**、**キムチ**、**味噌**、**ナチュラルチーズ**や、やはり善玉菌である納豆菌が豊富な**納豆**を積極的に食べることです。

腸は免疫機能に重要な役割を果たしているため、腸内環境が悪化すると肌の調子にも悪影響が及びます。

悪玉菌が増えると腸内に毒素がたまり、その毒素は血流に乗って皮膚にも回ります。こうして、吹き出物や口内炎ができやすくなったり、肌が乾燥してかゆいといったトラブルを起こすことになるのです。

善玉菌は悪玉菌の増えすぎを防ぎ、腸内環境を理想的な状態に整えてくれます。腸から美肌をつくってくれるのが、発酵食品です。

7 さらに早く肌を改善するコツ

肌は年齢とともに乾く

「肌活は、年を重ねても続ける必要がありますか」と聞く方がいます。

「年を重ねるほど、しっかりと保湿をすることが大切です」とお答えします。

なぜなら、年を重ねるにつれて、皮膚のターンオーバーの周期が長くなるからです。

20代では平均30日だったのが、60代では45日まで延びます。

基底層で新しい細胞がつくられ、有棘層、顆粒層へと押し上げられて死んだ角質細胞になるまでの周期は、実はそう変わりありません。ところが、年を重ねるにつれて、角質がはがれにくくなり、周期が延びるのです。

それだけ角質が堆積《たいせき》してくるわけです。高齢者の肌が、なんとなく茶色っぽく見えるのは、角質層が厚くなるからだといえます。

一方で、皮脂、セラミド、天然保湿因子という保湿の３つの成分は、年齢とともに量が低下してきます。

角質層は厚くなるのに、保湿成分は少なくなるということは、**肌は老化するにつれて、より乾燥する**ということです。角質層が厚いために、皮膚の内側から角質表面に届く水分量も減り、乾燥傾向はさらに強まります。人によっては、熱いお風呂に長く入るといった悪しき生活習慣が、これに輪をかけることもあるでしょう。

やがては空気が乾燥する季節には、かさついてかゆみが出るようになります。**これが老人性乾皮症《かんぴしょう》です**。高齢になってかゆみを覚えるようになった方ほど、保湿剤によってしっかり保湿をすることが、肌活の要になります。

男は清潔、女は保湿でうまくいく

「私は男性なので、肌活と言われても、今ひとつピンとこないんですよ」と言う男性がいます。

こうした男性には、「**『肌活③肌を清潔に保つ（清潔）』**に重点を置きましょう。もっとよく洗うということです。これなら習慣にしやすいでしょう」とお答えしています。

なぜなら、脂《あぶら》の分泌を担っているのは男性ホルモンであり、**男性の肌は、女性に比べて圧倒的に脂っぽい**からです。

そのため、肌活の3つのバランスを壊さないことを前提に、「男性はもう少し洗いましょう。まず清潔。プラス保湿です。女性はやっぱり保湿を重視しましょう。プラス清潔です」と、わかりやすく説明することもあります。

洗顔を考えれば納得できるでしょう。

思春期の男性は、顔がニキビだらけになって「もっと顔を洗いなさい」と言われても、水洗いの回数をちょっと増やすくらいです。

その点、女性のほうが、顔を大切にします。

ただ、女性は、化粧品などを何種類も使う分、何を選ぶかに慎重になる必要があります。トラブルがあった場合はすぐ皮膚科専門医の診察を受け、原因をはっきりさせることが重要です。

そうでないと、どんどん悪化することが少なくありません。自己流を続けたあげくに重症になってから来院するのでは、治療が大変になってしまいます。

顔は角質層が0・02㎜しかありません。足のかかとの100分の1という薄さです。顔は皮膚が最も薄くて弱い部分だということを意識し、肌活も念入りにしたほうがいいと思います。

たとえば、皮膚で最も乾燥しているのは、目のまわりです。

花粉の影響によって起きる「花粉皮膚炎」で、上まぶたが真っ赤になる人が非常に多いのは、そこが皮膚で一番薄くて、最も乾燥しているからなのです。

そういう肌の差を知り、肌活で強くしていけば、かゆみのない肌に一歩一歩近づくことができます。

米国皮膚科学会の「かゆみ対策6つのヒント」

米国皮膚科学会は「かゆみ対策6つのヒント」を発表しています。肌活と重なる部分もあって参考になるので、ご紹介しておきましょう。

①入浴やシャワーはぬるめの湯で、時間は10分以内にする

②刺激を最少にするため、石鹼やローションは無香料のものを使う。「無香料」と表示していても、刺激になる化学物質を含んでいることがあるので注意

③衣服は木綿《もめん》製で体を締めつけないものを選ぶ
④極端な気温の変化を避ける。家の中では、比較的涼しく適度な湿度のある環境を保つ。冬季に皮膚の乾燥や感染を起こしやすい人は、加湿器を使うとよい
⑤かゆみはストレスで増すので、ストレスを避ける
⑥薬剤の使用は皮膚科医の指示に従う。薬剤を塗ってから全体の皮膚に保湿剤を塗る

最後の⑥は、間違ってはいないものの、注釈が必要でしょう。

なぜなら、薬剤は病変部位やかゆい部位にポイントを当てて塗りますが、保湿剤は比較的広範囲に塗るからです。そのため薬剤の上から保湿剤を塗ると、先に塗布した薬剤が必要のない部位にまで広がることも考えられます。

したがって、「保湿剤か薬剤かを問わず、塗布面積の広いほうから先に塗る」という考え方も成り立つわけです。

薬剤と保湿剤、どちらを先に塗る？

薬剤と保湿剤のどちらを先に塗るかについて、私自身は、「皮膚科医の指示」と、

「保湿剤の種類」を重視しています。

皮膚科医の指示とは、文字通り、皮膚科医が患者さんに、しっかりと指示をすることです。

たとえば当クリニックでは、塗布順序について、次の3つを必ず実施しています。

①患者さんに口頭で指示する

②患者さんが間違えないように、診察室で塗り方を説明しながら実際に使ってみる

③処方箋に、たとえば「先に腕全体に保湿剤を塗り、その後にかゆい部位やひっかき傷のある部位にステロイド外用剤を塗る」といった細かい指示をしたり、「上塗り・下塗り」といった明確な区別を記載する

特にステロイド外用剤は、強力なものを長期間、顔・首・外陰部といった皮膚の薄い部分に使用すると副作用が出やすくなるため、医師は塗布順序をきちんと指示する必要があります。

なお、塗り方には、「ステロイド外用剤と保湿剤を混合して処方する」「別々に処方して使用時に患者さんの手の上で混ぜて塗布する」といった方法もあることを知っておきましょう。

保湿剤の種類については、「モイスチャライザー」（セラミドを含む化粧水や乳液など）か、「エモリエント」（ワセリン、クリーム系、オイル系）かによって区別をしています。

・モイスチャライザー

保湿剤が皮膚に浸透していくタイプですから、まず広い範囲に保湿剤を塗布し、その後、早めに薬剤を必要部位のみに上塗りします。皮膚がしっとりしているので、薬剤の浸透もよくなります。

・エモリエント

保湿剤が皮膚を保護し、水分蒸発を防ぐタイプですから、まず薬剤を必要部位に塗布します。その後、薬剤が皮膚になじんだことを確認し、薬剤を塗り広げないように注意しながら保湿剤を塗るのです。

45日以内に劇的改善「ソーク・アンド・スミア」

肌活の参考として、「ソーク・アンド・スミア」も紹介しておきます。

お風呂の湯に体をひたした（ソーク）あと、軟膏を塗る（スミア）ことで、外用薬

の治療効果を高める方法として、欧米では広く認知されています。

アトピー性皮膚炎、貨幣状湿疹、慢性手湿疹、手足の乾癬《かんせん》、皮脂欠乏性湿疹など数多くの疾患に対して有効で、通常45日以内に劇的に症状が改善するといわれています。あまりお金がかからず簡便な積極的療法といえるでしょう。

肌活ではお湯につかるのは10分以内でしたが、治療であるソークでは寝る前に20分間、患部または全身をぬるま湯にひたします。シャワーは推奨されず、熱いお湯も皮膚を乾燥させ、刺激を誘導してかゆみを増してしまうため不適当とされています。

ソークによって汚れが取り除かれ、水分が皮膚に浸透します。その後、皮膚が乾燥する前に軟膏を塗るのです。**「タオルで体をふいたあと3分以内に塗る」**とイメージするといいでしょう。体がうるおっている間に軟膏を塗ることより、皮膚の中に水分が閉じ込められて保湿されます。

さらに、軟膏の抗炎症成分が皮膚の深部へ浸透しやすくなり、より高い薬剤効果を発揮することにつながるのです。また、ソーク・アンド・スミアには、皮膚バリア機能を修復し維持する作用もあるために、経表皮水分蒸散量（皮膚から蒸発する水分の量）が減るという利点もあるとされています。

第2章

スーッとラクになる！
アトピーのかゆみ、
これが最高の治療法

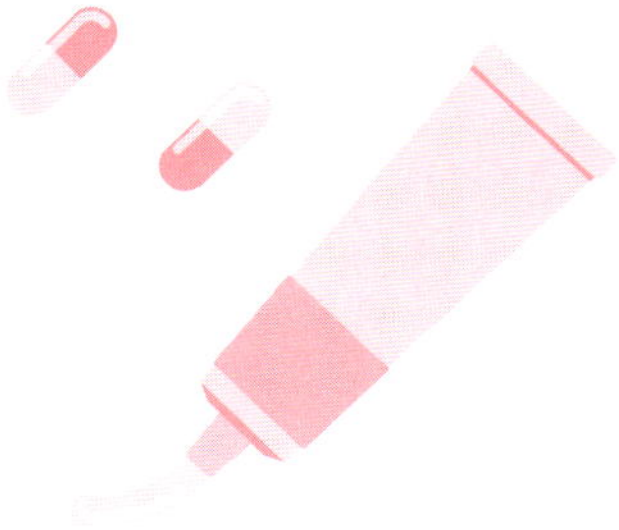

- ステロイドの副作用を最小限に抑えるには？
- 治した人たちがやっていたこととは？
- 漢方の併用で驚異的効果！

1 プロアクティブ療法ならみるみるよくなる

アトピーは必ず「治る」疾患

アトピー性皮膚炎のお子さんを連れたお母さんが私の「うるおい皮ふ科クリニック」に初来院する時の雰囲気は、概して暗いものです。

お母さんは、「私のアレルギー体質が遺伝したんです……」「もう一生治らないんでしょうか？」「ステロイドが効きません……」と泣き出さんばかり。お子さんの肌は真っ赤で、絶え間ないかゆみのために暗い目をしています。

しかし、何カ月か後には、この暗い目がキラキラの輝きに一変するのです。

「ありがとうございました！　明日はこの子の入学式です」と笑顔で診察室を出るお母さんの足取りは軽く、後ろ姿は安堵《あんど》に満ちています。お子さんは元気いっぱいで、肌はつややかです。

アトピー性皮膚炎が治って人生が再生するというドラマが、当クリニックでは毎日のようにくり返されています。ドラマの主役はもちろん母子だけでなく、老若男女《ろうにゃくなんにょ》を問わない日本全国のあらゆる方々です。

一方で、治療を誤ったためにつらい症状から抜け出せず、むしろ悪化して、人生再生のきっかけがつかめない方も世の中には数多くいます。

実際、当クリニックに駆け込んでくる患者さんの多くが、そういう方なのです。その差はどこにあるのでしょうか？

まずは、2つの誤解をといておきたいと思います。

1つは、**アトピー性皮膚炎は、なりやすい体質は受け継がれても、決して遺伝するものではない**ことです。

もう1つは、**治らない病気ではない**ということです。

私はこのことを、アトピー性皮膚炎の患者さんすべてにお伝えしたいと思います。

ただし、私は「完治する」という言葉は使いません。アトピー性皮膚炎は、よい状態と悪い状態をくり返すという特徴があるからです。

目ざすのは、「よい状態をキープする」ことです。私の目ざす「よい状態」とは、

・普段の生活に支障がなくなる
・まわりの人からもアトピー性皮膚炎であることがわからない
・病院にいる時や薬を塗っている時など以外は、自分がアトピー性皮膚炎だということを忘れられる

この3つがそろった状態です。一般的にはこれを「寛解《かんかい》」ともいいます。

「治るライン」と「永遠に治らないライン」がある

アトピー性皮膚炎とは、**強いかゆみを伴う湿疹が、よくなったり悪くなったりしながら慢性的に続く**疾患です。ついかいてしまうと皮膚がゴワゴワになったり、かさぶたになったりして症状が悪化し、全身に及ぶこともあります。

湿疹ができる部位は、個人差がありますが、顔、耳、首、脇《わき》の下、ものつけ根、ひじやひざのまわりなどです。

アトピー性皮膚炎の治療の全体像を理解してもらうために、私はいつも2つのグラフを示します。「治るライン」と「永遠に治らないライン」です。

治るラインと永遠に治らないライン

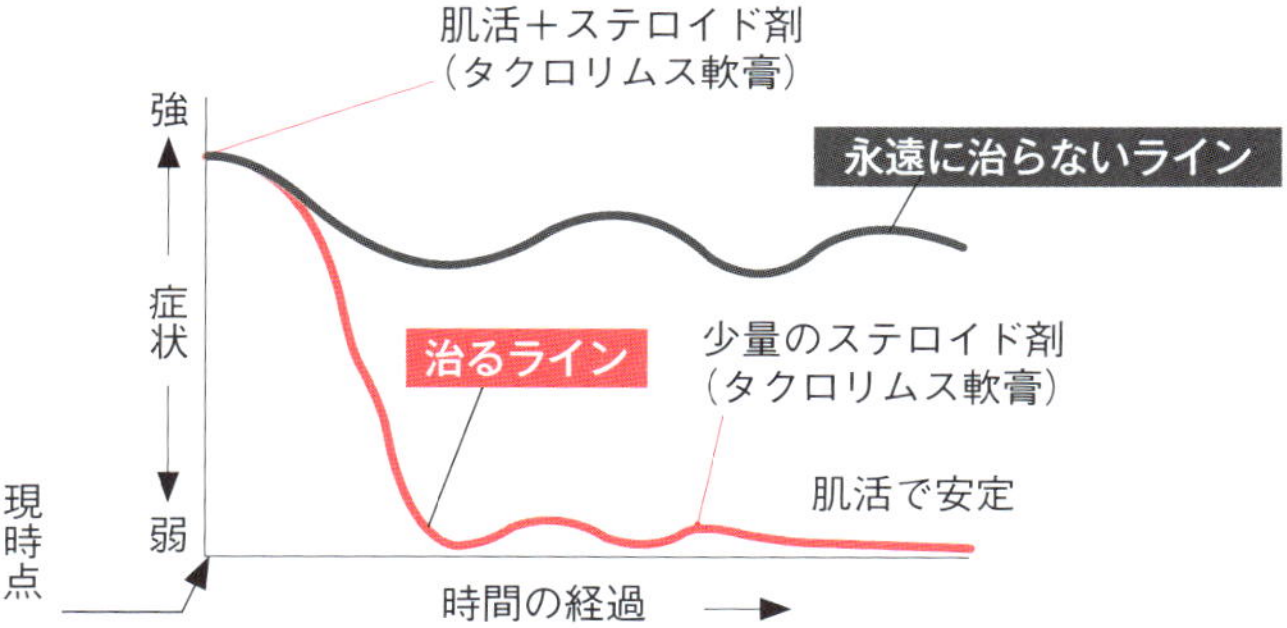

リアクティブ療法とプロアクティブ療法

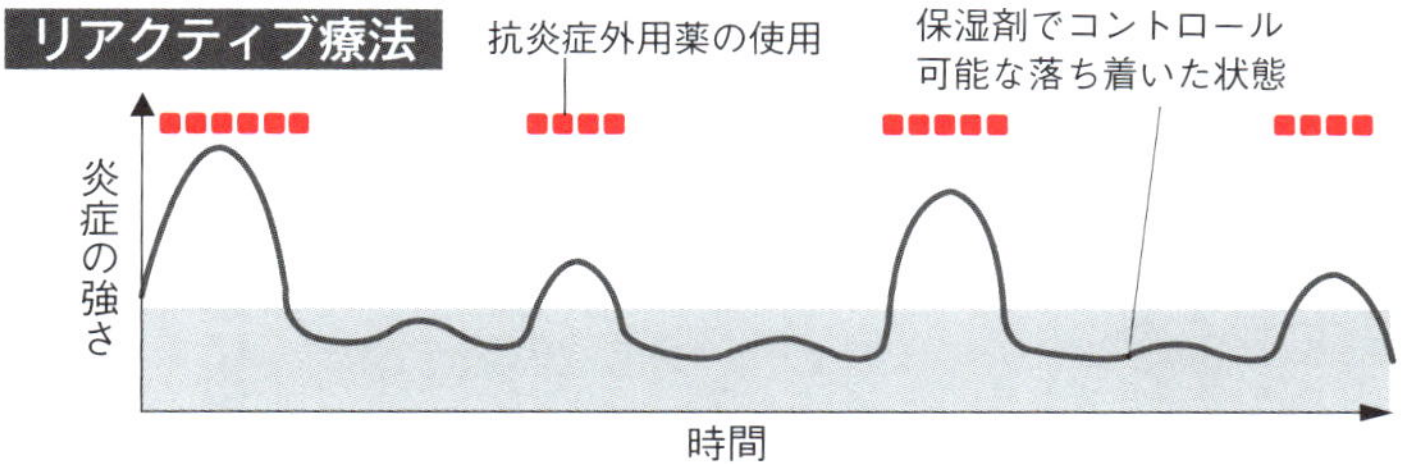

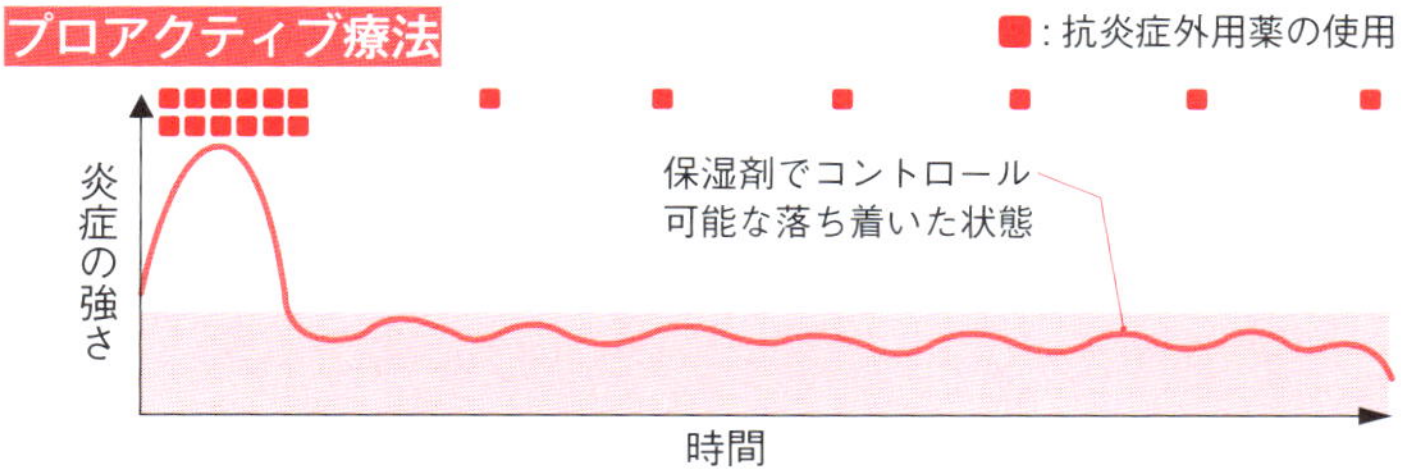

アトピー性皮膚炎には、「プロアクティブ療法」と「リアクティブ療法」という2つの治療法があります。

そして、**「治るライン」はプロアクティブ療法**と、**「永遠に治らないライン」はリアクティブ療法**と、ほぼ一致しています。

両者の違いは明快です。

プロアクティブ療法は、症状のない時も外用薬を予防的に少量使うのです。

一方、リアクティブ療法は、抗炎症外用薬の副作用を恐れて、症状が悪化した時だけ外用薬を使います。

抗炎症外用薬とはステロイド外用薬とタクロリムス軟膏のことですが、わかりやすくステロイド外用薬だけを考えます。

「永遠に治らない」リアクティブ療法では、症状が悪化した時はステロイド外用薬を使うので軽快しますが、いったん治まるとそこで使用をやめてしまい、それ以降は保湿剤だけでかゆみをコントロールしようとします。

保湿は肌活の基本ですが、保湿だけでアトピー性皮膚炎の症状を抑え続けるのは困難です。そのため、しばらくすると、また症状が悪化します。そしてまた初回と同量か、初回より強いステロイド外用薬を使って軽快させることになります。

つまり、軽快する→ぶり返す→軽快する→ぶり返すを延々とくり返すだけで、寛解には至らないのです。

リアクティブ療法は、皮膚を常によい状態に保つのが難しいうえ、ステロイド外用薬の使用量も減らないので、副作用の危険も高い方法だと思います。

多くの人が、「ステロイド外用薬は効果がない」「治ったと思ってもさらに悪化する」と誤解しがちなのは、このためです。

なぜ症状がなくてもステロイドを使うのか

次に「治るライン」であるプロアクティブ療法を詳しく見てみましょう。

プロアクティブ療法は、治療の最初の段階で、かゆみがなくなって皮膚がつるつるになるまで、十分な量のステロイド外用薬を使って徹底的に治します。これを「寛解導入」といっています。

さらに、症状が軽快しても、しばらくの間は週3回程度、定期的にステロイド外用薬を塗り続けて炎症を落ち着かせます。

アトピー性皮膚炎は、よい状態と悪い状態をくり返すものなので、改善しても、しばらくすると症状が悪化することも予想されます。それを見越して、プロアクティブ療法では、症状が悪化しなくてもステロイド外用薬を塗り続けるのです。塗る回数は徐々に減らしていきます。症状の再発がなければ週2回に、さらに再発がなければ週1回にと、ゆっくり減らしていきます。これを「維持療法」といっています。

ここで重要なのは、**ステロイド外用薬を、それまで炎症があったすべての部位に塗ること**です。

なぜなら、かゆみがなくなり、見た目がきれいになっても、かゆみがあった皮膚の内部では、炎症の火種がくすぶっていることがあるからです。そこで、小さな火種も完全に抑え込んで症状の再燃を防いで、かゆみと無縁の状態を維持するために、一定期間、予防的に塗るのです。

こうすれば、たとえ症状が再燃したとしても、初回よりも少量か、もしくは弱いステロイド外用薬を使って軽快させることが可能です。

もちろん、保湿と正しい入浴による肌活は、ステロイド外用薬を塗らない日も欠かしません。プロアクティブ療法は、いわば定期的なステロイド外用薬使用と肌活の2

プロアクティブ療法の詳細

アトピー性皮膚炎のプロアクティブ療法

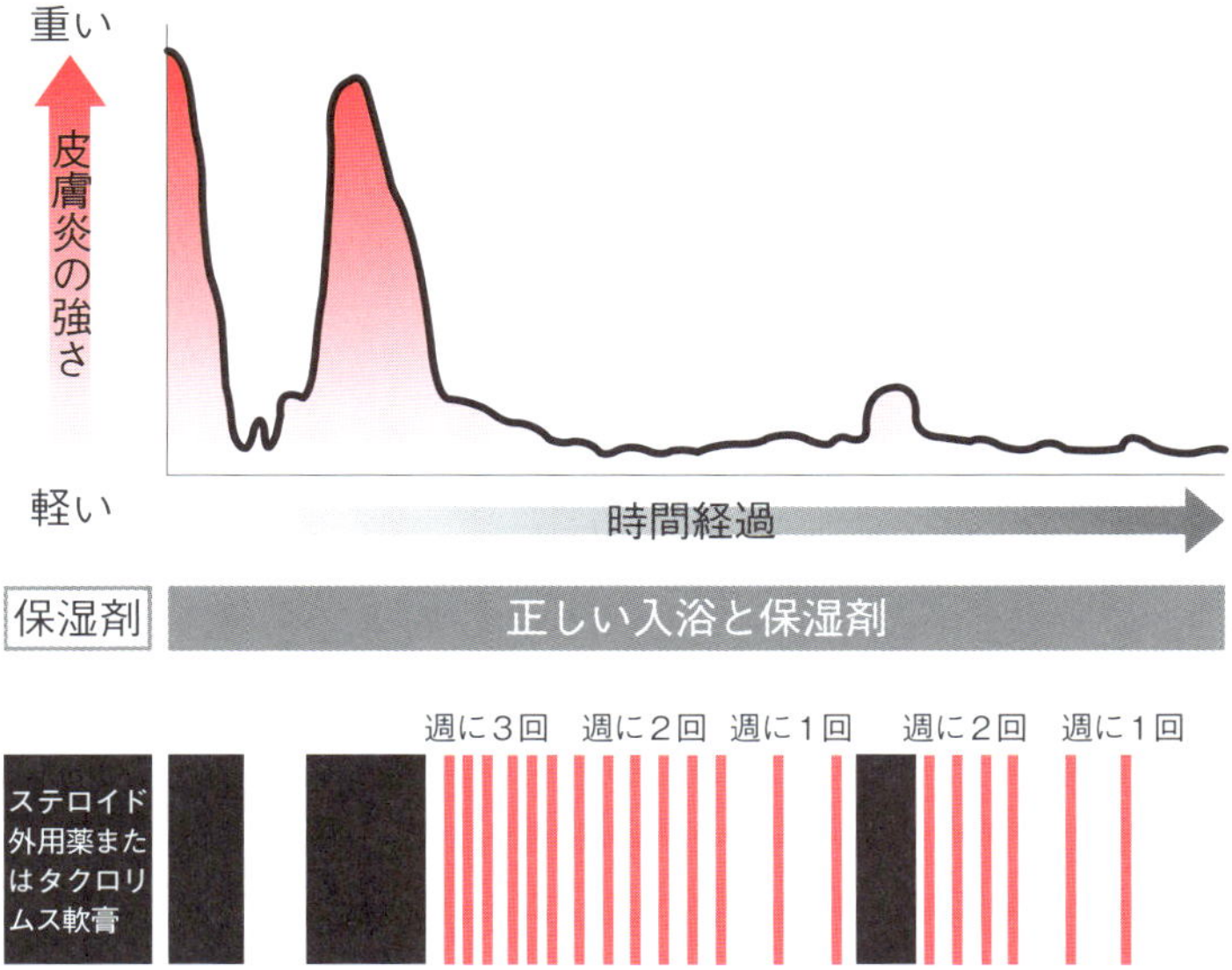

■フィンガーチップユニット（97ページ参照）に従ってステロイド外用薬やタクロリムス軟膏をしっかり外用する＋保湿剤
■症状が軽くても今まで発疹が出たところ全体に、週に３～２～１日は薄く塗り伸ばす
■保湿剤は毎日欠かさず全身に塗る

つの力を常に併用する方法だといえます。

こうして、一度「治るライン」に乗ることができれば、アトピー性皮膚炎を、よい状態にコントロールすることはたやすいのです。

私が患者さんに「アトピー性皮膚炎は、治らない病気ではありません」と自信を持って言えるのは、**「治るライン」に乗って寛解しなかった人は1人もいない**という経験があるからです。

なお、現状では、どの皮膚科でもプロアクティブ療法を受けられるわけではありません。医師によって考え方や治療方針が異なるからです。

「日本皮膚科学会が推奨している外用方法であって、すべての患者に適応できる療法ではない」と考える医師もいれば、プロアクティブ療法の意義や方法を十分理解していない医師もいます。さらには、プロアクティブ療法をそもそも認めず、リアクティブ療法のほうが正しいと考える医師もいます。

ただ、ほとんどの皮膚科専門医なら受けられます。**医師の治療方針を聞き、プロアクティブ療法に習熟した皮膚科専門医であることを確認すれば、間違いありません。**

2 ステロイドの副作用を最少に抑える極意

ステロイドは怖くない

「炎症が治まってもステロイドを塗り続けるなんて、副作用は大丈夫ですか？」

プロアクティブ療法について説明すると、そう真剣な表情で質問するアトピー性皮膚炎の患者さんは、少なくありません。「ステロイドは怖い。使わないほうがいい」という世間の考え方は、それほど根強いものがあるのです。

しかし、ステロイド外用薬は、決して怖くはありません。

そもそも「ステロイド」とは、副腎皮質《ふくじんひしつ》という臓器で毎日つくられている自然な体内ホルモンです。

炎症反応を抑制し、免疫バランスを保つ強力な作用を持つホルモンであるため、同様の効果が出るように人工的につくられたのが、ステロイド薬なのです。

注射薬、内服薬、塗り薬、点眼薬などさまざまな種類があり、アトピー性皮膚炎の治療に使うのは、おもに塗り薬（外用薬）です。

私は、ステロイドに対する世間の考え方を考慮し、ステロイド外用薬を処方する時は、次の7つの**ステロイド使用のポイント**を患者さんとともに、必ず確認します。

①回数、使用量、使用期間を守り、医師の指示に従う

②定期的に通院して医師の指示を受ける。症状の変化をよく観察し、可能ならメモを取って医師に伝える

③使用するステロイド外用薬の強さのレベルを、担当医師あるいは薬剤師に聞いて確認する。必要であれば、薬が変更された時、変更する時にもレベルを確認する

薬のレベルについてインターネットで検索する人もいますが、ネット情報だけですませてしまうのは、お勧めできません。私は、誤ったインターネット情報の多さに驚いていています。特にアトピー性皮膚炎の場合、ネット情報だけで対処するのは危険を伴います。ネット検索は補助手段と考え、担当医師や薬剤師に直接聞くのが一番確実で安全です。

④かゆみが止まったからといって、自己判断ですぐに中止しない
⑤炎症が起きているところだけでなく、症状の軽いところにもきちんと塗る
⑥ステロイド外用薬は、決して人からもらったり、人にあげたりしない
⑦市販のステロイド外用薬を使う場合は、薬剤師のみならず、主治医の指示も仰ぐ

顔との相性には気をつける

7つの**ステロイド使用のポイント**を守らず、自己判断でステロイドを使うことは、お勧めできません。たとえば、市販のステロイド外用薬を化粧下地として毎日使う人がいますが、それでは、「顔が赤くなって治りません！」と皮膚科に駆け込むことになります。

確かに、ステロイド外用薬を塗ると肌荒れや炎症が治まりますから、肌の調子がよくなります。しかし、治療目的の薬ですから、むやみに使えばトラブルの原因になるのは当然です。

特に、顔にステロイドを塗る際には気をつけるべきです。

顔は皮膚が最も薄い部分なので毛細血管が透けて見え、赤く見えやすいのです。そ

れを湿疹と間違え、市販の強いステロイド外用薬をつけると、ステロイドの血管収縮作用によって赤みが取れます。しかし、**ステロイドには皮膚を薄くする作用もある**ので、塗り続けると、今度はよけいに赤くなってしまいます。

最も注意すべきなのは、赤ちゃんの顔にステロイド外用薬を塗る時です。乳児期は顔に湿疹が出やすい時期なので、お母さんが「アトピーでは？」と不安になってステロイド外用薬を使いたくなることがあります。

しかし、赤ちゃんの顔に、親の自己判断で強いステロイド外用薬を塗ると、赤ら顔などの副作用が早期から出やすくなります。赤ちゃんの肌は、まだ成長段階にあります。その段階でステロイド外用薬を間違った判断で塗ると、皮膚の正常な成長が止まってしまうのです。

そうなると肌が弱くなり、皮膚症状がさらに悪化することもあって、治療はきわめて難しくなります。

人差し指の第一関節の量を目安に

ステロイド使用のポイント③については、左ページの表を参考に、自分が今、どの

ステロイド外用薬のランク

ストロンゲスト（最も強い）
0.05% クロベタゾールプロピオン酸エステル（デルモベート® ）
0.05% ジフロラゾン酢酸エステル（ジフラール® 、ダイアコート® ）
ベリーストロング（かなり強い）
0.1% モメタゾンフランカルボン酸エステル（フルメタ® ）
0.05% 酪酸プロピオン酸ベタメタゾン（アンテベート® ）
0.05% フルオシノニド（トプシム® ）
0.064% ベタメタゾンジプロピオン酸エステル（リンデロン DP® ）
0.05% ジフルプレドナート（マイザー® ）
0.1% アムシノニド（ビスダーム® ）
0.1% 吉草酸ジフルコルトロン（テクスメテン® 、ネリゾナ® ）
0.1% 酪酸プロピオン酸ヒドロコルチゾン（パンデル® ）
ストロング（強い）
0.3% デプロドンプロピオン酸エステル（エクラー® ）
0.1% プロピオン酸デキサメタゾン（メサデルム® ）
0.12% デキサメタゾン吉草酸エステル（ボアラ® 、ザルックス® ）
0.1% ハルシノニド（アドコルチン® ）
0.12% ベタメタゾン吉草酸エステル（ベトネベート® 、リンデロン V® ）
0.025% フルオシノロンアセトニド（フルコート® ）
ミディアム（普通）
0.3% 吉草酸酢酸プレドニゾロン（リドメックス® ）
0.1% トリアムシノロンアセトニド（レダコート® ）
0.1% アルクロメタゾンプロピオン酸エステル（アルメタ® ）
0.05% クロベタゾン酪酸エステル（キンダベート® ）
0.1% ヒドロコルチゾン酪酸エステル（ロコイド® ）
0.1% デキサメタゾン（グリメサゾン® 、オイラゾン® ）
ウィーク（弱い）
0.5% プレドニゾロン（プレドニゾロン® ）

ランクのステロイド外用薬を使っているのかを知っておいてください。薬を変更する時にもレベルを確認し、不安や疑問があれば医師に確認しましょう。

ランクは5段階に分かれ、強いほうから、**ストロンゲスト**（最も強い）、**ベリーストロング**（かなり強い）、**ストロング**（強い）、**ミディアム**（普通）、**ウィーク**（弱い）となっています。

ステロイド使用のポイント④⑤に関連して、ステロイド外用薬の塗り方についてふれておきます。

人差し指の先から第一関節までの長さ（約2㎝）を「5gチューブ」から出すと、約0・5gになります。これを1FTU（フィンガーチップユニット）といいます。

1FTUは成人の手のひら2枚（体表面積の約2％）に塗る適量だとされています。炎症の範囲や重症度によって適量は多少異なりますが、**「1FTU＝約0・5g＝手のひら2枚分」**を基準として覚えておくと便利です。

ただし、注意点があります。外用薬のチューブの大きさによって、1FTUの量が違ってくることです。

「5gチューブ」から1FTUを出すと約0・5gですが、たとえば口の大きい「30

ステロイド外用薬の使用量の目安

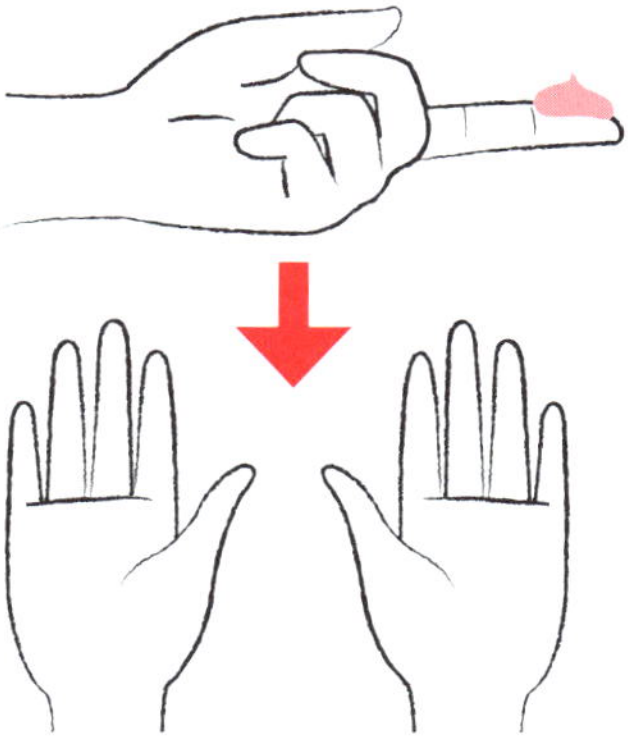

「5g チューブ」の場合、人さし指の第一関節までの長さ（約２㎝）の外用薬を……

両手のひらに伸ばして塗るのが 0.5g（1FTU）になると覚えておくといい。
両手のひらは体表面積の約２％に相当

外用薬は広めに塗る

見た目の症状と皮膚深部の症状の範囲は必ずしも一致しない。だから、一番ひどい患部だけにつけるのでは十分な効果が発揮されない

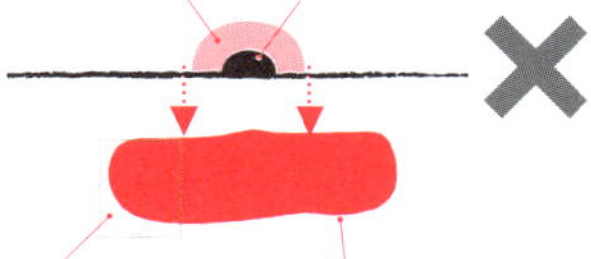

炎症が軽く見えるところまでしっかり塗ることで深部の炎症をしっかりカバーできる。回復が早まり、炎症の再燃予防にもつながる

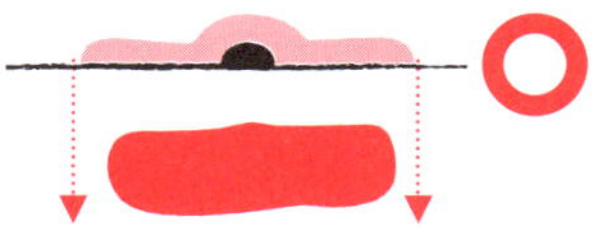

gチューブ」から出した場合、1FTUは約0・9gとほぼ倍になります。これを知っておかないと間違って大量に塗ることになりかねないので注意しましょう。

「最初にたっぷり」これで結果的に少量ですむ

大量に塗るのは危険ですが、かといって「外用薬はべたつきがちだから」と**適量よりも薄く伸ばして塗ると、十分な効果が発揮されません**。保湿剤と同じく、皮膚表面がテカテカするくらい塗るのが目安になります。ティッシュで押さえるとペタッと貼りつくくらいが適量です。

また、見た目で炎症が一番ひどい患部につけるだけでは、やはり十分な効果が発揮されません。炎症が軽く見える部分にまでしっかりと塗りましょう。

これにより回復スピードが早まりますし、全体的に炎症を抑え込めるので、炎症の再燃予防にもつながります。

ポイント⑥は、自分自身に処方された薬だけを使うということです。

たまたま家にあった薬は家族の誰かに処方されたものでしょうし、友人から「これは効いたよ」ともらった薬も、その友人の症状に合わせて処方されたものです。

アトピー性皮膚炎は、炎症の状態や体調、体質などで処方が千差万別です。合わない薬を使っては、治るものも治らなくなります。自分の状態を診《み》た担当医師から処方された薬のみを使用してください。

ステロイド使用のポイント⑦も同様です。

ステロイド外用薬は薬剤師のいる薬局でも購入できますし、ステロイドが配合された市販のかゆみ止めもあります。もし、なんらかの事情でそういう市販のステロイド外用薬を使う場合は、薬剤師に使用目的や使用法などを確認し、さらに担当医師にも相談するのが賢明です。

アンテドラッグなら、副作用はほぼない

ステロイド外用薬を過剰に恐れなくていい理由の1つに、「アンテドラッグステロイド」の登場があります。

「アンテドラッグ」とは、投与した部位で活発に働いたあと、体内に吸収されると急速に効きめが弱まってステロイドの性質を失い、副作用のない物質に分解されるように設計された薬です。

その代表がアンテドラッグステロイドです。近年のアトピー性皮膚炎の治療では、このタイプのステロイド外用薬が主流になっています。

よく使われるアンテドラッグステロイド外用薬は、次のようなものです。

・**アンテベート**（ベタメタゾン酪酸《らくさん》エステルプロピオン酸エステル）
・**マイザー**（ジフルプレドナート）
・**リドメックス**（プレドニゾロン吉草酸《きっそうさん》エステル酢酸《さくさん》エステル）
・**ロコイド**（ヒドロコルチゾン酪酸エステル）

私は、全身に湿疹があるなど、多量のステロイド外用剤が必要な場合、あるいはステロイドが体内に入ることを心配する妊婦さんや授乳婦さんには、アンテドラッグステロイド外用薬を処方するようにしています。そして、その旨を説明し、安心して使っていただけるように心がけています。**ステロイド薬による副作用は、内服したり注射をしたりした場合にはしばしば現れますが、アンテドラッグステロイド外用薬の場合は、ほぼないものと考えていい**と思います。

それでも副作用が怖い人へ

ステロイド外用薬の副作用は、ゼロではありません。使い続けると皮膚が薄くなる、毛細血管が拡張して赤ら顔になる、ニキビや多毛などの症状が出る、細菌やウイルスに感染しやすくなるといった副作用があります。

ごくまれに、倦怠感《けんたいかん》といった全身症状が起きることもあります。

皮膚が薄くなるのは、必要以上に強いステロイド剤を、長期間、薬の吸収がよい顔面や高齢者の皮膚などに使い続けた場合に出る副作用です。

副作用の大部分は、これと同じように、強さや使用量、使用期間が不適切な場合に起こります。**適切なランクのものを、適切な量、適切な期間使うのであれば、副作用は十分避けられるのです。**

なぜなら、外用薬は吸収されても数日間で排泄《はいせつ》されるため、ほとんど体内に蓄積しないからです。

例外として、たとえばストロンゲスト（最も強い）ステロイド外用薬を、1日10g（手のひら40枚分）ずつ2週間使うと、血液中にステロイドが検出されることがわかっています。こういう極端な外用が続けば、内服や注射をした場合に匹敵《ひってき》する副作用もあり得ます。

「はじめに」に、強力なステロイド剤を全身にべったり長期間塗り続けた副作用で、ベッドから上半身が起こせないほど体力が衰えた女性の例をあげましたが、彼女が、まさにこの状態でした。

しかし、これほどの処方や使用は、本来は行われません。

彼女は、医師の不適切な処方と、自己判断による乱用が十数年間も続いた結果、倦怠感などの副作用に苦しむようになったのです。

そのような例は、きわめてまれです。当クリニックでも、外用薬で彼女ほど強い副作用が起きた状態で来院した患者さんはほかにいません。

なお、私は早い時期に素早く炎症を抑え、より早くかゆみを鎮めて皮膚の状態をよくすることが重要だと考えるため、早期には強いステロイド外用薬を用いることがあります。しかし、期間は1週間、どんなに重症でも2週間で十分でしょう。

ステロイド外用薬を処方する医師の責任は、とても重いものです。もちろん、患者さん本人も、薬の強さと量、期間を、よく知ることが大切です。

医師と患者さん本人の双方がきちんと対処していれば、副作用を恐れることはなくなります。

3 ステロイド以外の塗り薬と飲み薬

免疫抑制剤タクロリムスの使い方

「38ページ、86ページで出たタクロリムス軟膏って何?」と思う方もいるでしょう。日本では、アトピー性皮膚炎の皮膚症状に対する抗炎症外用薬は、ステロイドとタクロリムスの2つだけが認可されています。皮膚科専門医に相談すると、必ずどちらかを勧められるわけです。

ところが、タクロリムスは「プロトピック軟膏」という商品名で広く用いられてきました。タクロリムスという名称はあまり知られていないのです。

そのため、「何?」となるわけですが、本書では商品名でなく「タクロリムス」「タクロリムス軟膏」で説明していきます。

タクロリムスは免疫を抑制する薬の一種で、ステロイドと同様に、かゆみや炎症を抑える働きをします。

タクロリムス軟膏の一番の特徴は、炎症などで肌のキメが粗《あら》くなっている時はよく吸収され、皮膚の状態が改善されて肌のキメが整ってくるに従って吸収されなくなることです。そのため、副作用のリスクが少なくなります。

タクロリムス軟膏特有の副作用に、患部につけると刺激を感じ、ほてったり、ピリピリしたりする場合があります。

そこで、強い炎症のために浸出液《しんしゅつえき》が出て**肌がジュクジュクするような時にはステロイド外用薬を用い、炎症が鎮まったらタクロリムス軟膏を用いるというように使い分ける方法がいい**と思います。

また、タクロリムス軟膏は「成人用」と「小児用」の2種類に分かれていますが、成人用の効果はステロイド外用薬のストロング（やや強い）に、小児用の効果はミディアム（普通）に、ほぼ匹敵するといわれています。

そのため非常に重い症状が出ている時は、ステロイド外用薬のストロンゲスト（最も強い）や、ベリーストロング（かなり強い）を使う必要があることも知っておきましょう。

医師がタクロリムスを処方する際には、「マウスなどの実験では、タクロリムスの血中濃度が高い状態が長期間続くと、リンパ腫《しゅ》が起こりやすくなるとされています」と患者さんに説明する義務があります。

そのため、「がんになるんですか？」と心配される方もいますが、安心してください。一般的な炎症を改善する使用量では、問題ないことが証明されています。

服用ならステロイドよりもシクロスポリン

「塗り薬だけでなく、飲み薬はありませんか」と、アトピー性皮膚炎の患者さんから聞かれることもよくあります。

内服薬も、もちろんあります。

抗アレルギー薬、抗ヒスタミン薬、ステロイド、免疫抑制剤、漢方薬などが、アトピー性皮膚炎の皮膚症状に対する内服薬です。

ただし、抗アレルギー薬、抗ヒスタミン薬では、強烈なかゆみを完全に抑え切れるものではありません。**また、ステロイドは、長期間の服用はやめるべきです。**

私がよく使うのは、免疫抑制剤の「シクロスポリン」と、各種の漢方薬です。

シクロスポリンは、前項のタクロリムスと同様に免疫を抑える働きのある薬で「ネオーラル」という商品名でも知られています。

ただ、腎臓障害などの副作用が生じる危険性があるため、皮膚科の領域では、抗アレルギー剤で効果が得られない人や、アトピー性皮膚炎と乾癬《かんせん》の重症の場合のみ使用が認められています。

私が2002年にパリで開かれた国際皮膚科学会で世界一の賞を受賞した時の研究テーマが、「アトピー性皮膚炎のシクロスポリンによるかゆみの抑止効果機序《きじょ》」でした。そのため、私はシクロスポリンを使うべき症状とタイミングを熟知しています。

たとえば、後述するアトピー性皮膚炎患者A子さんの強烈なかゆみを抑えるために処方したのが、このシクロスポリンでした。

シクロスポリンやデュピルマブに期待しよう

しかし、残念ながら、多くの医師は、たとえ皮膚科専門医でも、まだまだシクロスポリンの使用に二の足を踏むようです。

理由の1つに、臨床データが少ないことがあげられます。臨床データとは、薬剤の安全性や有効性などの確認のために、治療を兼ねて行われるテストで得るデータのことです。

皮膚科医は原則として、日本皮膚科学会が作成した『アトピー性皮膚炎診療ガイドライン』に沿ってアトピー性皮膚炎の治療を行っています。その『ガイドライン』では、シクロスポリンの最重症の患者への投与が承認されていますが、初期の投与量や維持療法期間などについての明確なエビデンス（科学的根拠）は少ないのが現状です。それらは個々の医師の裁量にゆだねられています。

しかし、シクロスポリンの使用経験がない、もしくは少ない皮膚科医は多く、治療を受けられる病院はごく限られているのです。

シクロスポリンの使用には、「投与期間は原則8週間、最大で12週間。再投与するまでに2週間を設ける」「定期的な腎機能、血圧のチェックおよびシクロスポリンの血中濃度測定を行う」といったことが定められています。そして、腎臓や肝臓に問題がある場合などは使用を控えます。

定期的に体の状態を検査しながら使用すれば、シクロスポリンの副作用を防ぐことは可能です。

なお、最近では、シクロスポリンに匹敵する注射薬や、さらに効果の高い注射薬の投与も可能になっています。

たとえば、デュピルマブ（デュピクセント）がそうです。アトピー性皮膚炎が起こる仕組み（発症機序）に密接にかかわる炎症性物質サイトカイン（291ページ参照）の働きを特異的に抑えるため、かゆみや症状に対する有効性が非常に高いのです。その効果の高さは、当クリニックにおいても確認されています。

こういう薬が認可されたことは、アトピー性皮膚炎の治療が新しい局面を迎えていることを意味します。**今後は、アトピー性皮膚炎の発症機序に迫る治療法や治療薬開発の大きな進展が期待される**のです。

アトピー性皮膚炎の治療の選択肢が増えてきているわけです。患者さんは、希望を持って皮膚科専門医の診察を受けていただきたいと思います。

4 かつてない驚きの効果「漢方薬の併用」

西洋医学の限界を超えた画期的発明！

「漢方薬って効くんですね！」とアトピー性皮膚炎の患者さんが喜ぶ時、私は長年の研究の成果があったと、心からうれしくなります。

発端は、富山医科薬科大学（現富山大学）付属病院で診療と研究を続けていた頃、ある限界に気づいたことです。

かゆみに非常に効く薬を使っても、慢性的に再発をくり返す患者さんたちがいたのです。「最先端の医療技術を駆使しているが、このまま西洋医学だけに頼っていては、かゆみをなくせないな」と思いました。

幸い、富山医科薬科大学には「和漢薬研究所」が併設されており、和漢薬（漢方を中心とした生薬《しょうやく》の総称）の先進的研究を行っていました。そもそも大学の建学理念の1つが「東西医学の融合」だったのです。

そこで私は、再発をくり返す患者さんたちに、西洋医学の治療と東洋医学の漢方薬を併せて用いてみました。

すると、**西洋医学だけで治療するよりも、再発の確率が驚くほど下がった**のです。アトピー性皮膚炎の患者さんでは、よりスピーディに症状が回復することも明らかになりました。**漢方薬を併用すると、治療開始後16週間後には、ステロイド外用薬の使用量が30％近くも減少した**のです。

さらに、西洋医学と漢方薬の併用は、皮膚症状と体調の改善の両方に効果があることもわかりました。「アレルギー症状を抑える」「疲れを解消し、かゆみだけでなく、さまざまな症状から回復しやすくする」といったことです。

こうした結果を踏まえ、私は西洋医学と東洋医学の最新の知見を取り入れた治療を行うようになったのです。

アトピー性皮膚炎の治療において、とりわけ次のケースには漢方薬の併用治療が有効だと思います。

・慢性的に再発をくり返し、外用薬や内服薬の効果が思わしくない
・抗炎症外用薬の長期使用による副作用が心配である
・できるだけステロイド外用薬を使いたくないと、患者さんが希望している

体調・体質を根本から整える

漢方薬は、根本から体調を整えることが可能です。**つまり体質を改善するのです。**

一般的に西洋医学では、「かゆい、湿疹が出る」「顔がほてる、のぼせる」「疲れやすい」といった症状がある場合、それぞれを**別の原因がもたらす別の症状**と見なし、個別の治療をします。

一方、漢方を含む東洋医学では、**それらの症状を全部ひっくるめて、その人の体質・体力・体調を総合的にはかる「証《しょう》」だと考える**のです。そして、証の観点から体を整えることで症状をなくしていこうとするのです。

こんな違いがあるため、西洋医学と東洋医学を対立するものだと考える人もいます。

しかし、私は、**西洋医学と東洋医学は互いに補い合うもの**だととらえます。

そして実際に、両者を組み合わせることで大きな効果をあげてきたのです。

「証」は肌に現れやすい

「証」は、大きく虚証《きょしょう》と実証《じっしょう》に分かれます。

東洋医学では、生体の恒常性は「気《き》・血《けつ》・水《すい》」の3つの要素で維持されていると考えます。そして、「証」に気・血・水を組み合わせて対処を決めていきます。

「気」は、体内をめぐって活力を維持する生命エネルギーです。

「血」は、体内をめぐって組織に栄養を与えるもので、血液やホルモンをさします。

「水」は、血液以外の体液全般をいい、代謝や免疫にかかわっているとされます。

耳になじんできた西洋医学の概念や考え方とは違うので、「わかりにくい」と感じる人もいると思います。

確かに、内臓や神経などの奥深くに潜んだ病状を「証」や「気・血・水」でしっかり判断するのは簡単ではないかもしれません。

でも、大丈夫です。

なぜなら、肌という目に見える臓器に現れた病態から「証」をとらえるのは、比較的容易で、ブレも少ないと考えるからです。

東洋医学は、アトピー性皮膚炎を含む肌のトラブルの治療には、特に適していると考えられるのです。

どこで漢方処方してもらえばいい？

漢方薬を処方してもらいたい場合は、漢方医よりも皮膚科の担当医に相談してほしいと私は思っています。

なぜなら、皮膚の病状やトラブルの原因を一緒に考えてきた皮膚科の担当医師こそが、その人の体質や体調について、一番よく知っていると考えられるからです。

なお、**皮膚科だけでなく、内科や外科など、どの科の医師であっても、症状に合わせた漢方薬を処方できる**ことも知っておいてください。

かゆみがある人には、どんな漢方薬を処方することが多いか、いくつか例をあげてみましょう。

「当帰《とうき》飲子《いんし》」は、冷え症で皮膚がカサカサしている人に処方します。熱を持った炎症のある人には不向きです。

「黄連解毒湯《おうれんげどくとう》」は、熱のあるかゆみに処方します。熱を冷ます働きのある薬ですので、冷え症の人にはあまり処方しません。

「消風散《しょうふうさん》」は、分泌物の多いジクジクした湿疹による慢性的なかゆみに処方します。

「十味敗毒湯《じゅうみはいどくとう》」は、皮膚のうるおいを保ち、かゆみに対する抑止効果がほしい時に処方します。江戸期の医師・華岡青洲《はなおかせいしゅう》が中国の処方を応用してつくった薬として有名です。

また、「漢方薬は即効性がない」と思っている方が多いのですが、すぐに効果が出るものもあります。

私の経験からは、次のような漢方薬が、その代表です。

「茵蔯五苓散《いんちんごれいさん》」は、口の渇きやむくみを伴う急性の蕁麻疹に即効性があります。

「小青龍湯《しょうせいりゅうとう》」は、花粉症、アレルギー性鼻炎に即効性のある薬です。

また、肌のトラブルと直接の関係はないかもしれませんが、風邪の引き始めには、**「麻黄湯《まおうとう》」**を飲むと、体に合えば1日で症状が治まります。

虚証と実証の一例

虚証		実証
やせ型、水太り型	体型	筋肉質
疲れやすく疲労回復が遅い	体力	疲れにくく疲労回復が早い
汗をかきやすい	汗	汗をかきにくい
肌がカサカサ	皮膚	肌にツヤがある
呼吸が弱い	呼吸	呼吸が荒い
声が小さい	声	声が大きい
舌苔が少ない	舌	舌苔が多い
顔が青白い、黄色っぽい	顔色	顔が赤っぽい
食が細く、食べるのが遅い	食①	食欲旺盛で早食い
温かい食べ物を好む	食②	冷たい食べ物を好む
手足の冷えがあり、寒さに弱い	冷え	手足の冷えはなく、寒さに強い
腹部が柔らかい	腹部	腹部に張りがあり、押すと痛い
下痢をしやすい	便通	便秘ぎみである
言動が消極的で静か	言動	言動が積極的で活発
生活リズムが規則的	生活	生活リズムが不規則
徹夜はまずできない	徹夜	徹夜しても翌日ほぼ問題ない
厚着を好む	服装	薄着を好む
生理痛が強め	女性	生理痛はあまりない

虚証に多く当てはまる人は「虚証」、実証に多く当てはまる人は「実証」、当てはまるのがほぼ同じ人は「虚実混合証（中間証）」と考えられる。

5 風説を信じていると危ない！

アトピーの4つの要因

「アトピーは治らない」「ステロイドを使うと悪化する」といった誤解をしている方は、まだまだ少なくありません。「温泉につかるだけでアトピーが治る」「アロマテラピーで治療できる」といった風説を信じる方もいます。

しかし、そうした誤解や風説に惑わされて正しい治療から遠ざからないようにしてほしいと、私は切に願うのです。

なぜ、誤解や風説に惑わされてしまうのでしょうか。

それは、アトピー性皮膚炎の原因が、「体質」と「体質以外」という大きく違った2つに分かれるからです。

体質には「アレルギー素因」と「肌素因」があり、体質以外には「外的要因」と「内的要因」があります。

・アレルギー素因

遺伝的にアレルギー体質であることをさします。IgE抗体（39ページ参照）がつくられやすいため、IgE抗体が暴走するアレルギー反応が多くなるのです。

・肌素因

皮膚のバリア機能がもともと弱い体質をいいます。肌を守る3つの要素である皮脂膜、セラミド、天然保湿因子のいずれもが少ないわけです。

・外的要因

ダニ、ホコリ、花粉などのアレルゲンをさします。

・内的要因

疲労やストレスなどです。

誤解や風説はここから生まれる

ただし、必ずしも原因があれば発症するわけではありません。ここが、アトピー性皮膚炎のややこしいところです。

たとえば、IgE抗体の数値が高いのに、アトピー性皮膚炎を発症しない方もいます。また、IgE抗体を検査して、「これがアレルゲンだ」と特定された物質を取り除きさえすれば、症状が好転するというものでもないのです。

あるいは、同じように「ホコリだらけ」「ダニが多い」といった悪環境にいても、症状が起こる人と起こらない人がいます。さらに、同じ人が同じ環境にいても、ある時は症状が出て、別の時は出なかったりします。

体調や精神状態も症状に影響します。

そのため、「これさえやっつければいい!」という真因が解明されておらず、医師たちの中にも、治療の中心をアレルギーに置く人、皮膚のバリア機能に置く人など、さまざまな人がいるのです。

しかも、**アレルゲンや悪化因子は、患者さんによって異なります**。

また、患者さんの体質や生活習慣などが違うと治療への反応が異なることも多く、治療薬や治療法の選択が難しかったりします。

このため、医師それぞれが独自のアトピー論を展開し、中には古いやり方や効果のないやり方をする人も出てくるわけです。さまざまな風説も飛び交い、患者さんを悩ませます。だからこそ、アトピー性皮膚炎に精通した「皮膚科専門医」のもとで、正しい治療を受けてほしいのです。

治した人たちはみんな、この当たり前のことを続けていた

アトピー性皮膚炎を寛解させる、つまり「よい状態をキープする」ために必要な治療の基本は、次の３つであると私は考えています。

①適切な薬の使用

かゆみや炎症がひどい時は、かきむしって皮膚の状態を悪化させることを防ぐために、かゆみや炎症を抑える外用薬や内服薬を使う必要があります。

②肌活

外からの刺激に負けないように、普段の生活習慣によって皮膚のバリア機能を強くします。キーワードは、「保湿」「冷却」「清潔」です。

③悪化要因の排除

アレルギーの原因となるダニやホコリ、食べ物、皮膚の刺激になる衣類などを避け

ます。過労に陥らないようにし、ストレスをこまめに解消することも大切です。

ところが、これらを説明すると、「どれも当たり前のことですね」と、けげんな表情を浮かべる方がいます。

確かに、昨今は、「これでアトピーが治る！」などとうたう治療法がインターネットにあふれ、派手な見出しが躍る本や雑誌が書店に並んでいます。それらに比べると、右の3つの治療法は地味な印象があり、「こんな当たり前のことで本当によくなるの？」と思うのでしょう。

しかし、アトピー性皮膚炎を発症する原因は、人によって細かく異なります。そのため、「これで治る！」と派手にうたう治療法も、自分に合う確率は1千分の1以下でしょう。そんなギャンブルのような方法を試すよりは、**当たり前のことを地道に継続したほうが、はるかに効率がいい**のです。

「夜」に勝つ人がアトピーに勝つ

アトピー性皮膚炎の患者さんが感じるかゆみは、日中と夜で異なる場合が大半です。

日中は弱いかゆみがダラダラ続き、夜に強烈なかゆみが襲ってくることが多いのです。

これには、自律神経の働きが関係しています。いちいち意識しなくても心臓は動き、食べ物は消化され、血液は全身をめぐっていますが、それは自律神経が働いてくれているからです。

自律神経は、緊張したり興奮したりしている時に優位になる「交感神経」と、リラックスしている時や眠っている時に活性化する「副交感神経」の2つからなります。

日中は仕事や家事に集中するので、交感神経が活発に働きます。また、日中は活発に動き、人目も気になるので、緊張しています。

交感神経はかゆみを抑制しますし、緊張はかゆみから気をそらします。そのため、日中は弱いかゆみがダラダラ続くのです。

一方、夜になって心身ともにリラックスすると、副交感神経が働き始めます。副交感神経は免疫細胞を活性化させるため、免疫の過剰な働きによってアレルギー反応が出やすくなります。**そのせいで、夜は強烈なかゆみに襲われるのです。**

ここに、治療上の大きな問題があります。

日中はさほど問題がありません。かゆみが弱いので、少し意識すれば、皮膚をかき壊さないようにすることができます。保湿剤をつけるだけでかゆみが鎮まることもあります。

ところが、夜はリラックスしているので、つい無意識のうちにかきむしってしまうのです。眠っている間もガリガリかいて、皮膚を傷つけてしまいます。

皮膚がターンオーバーで再生するには20代の人でも平均28日かかるのに、かきむしって傷つけるのは、ほんの一瞬。そのため、どんどん皮膚の深いところまで傷ついていき、治りにくくなるのです。

アトピー性皮膚炎の治療には、夜間の強烈なかゆみを制することが重要です。

賢い人は寝ている間のかきむしりを、こう予防する

就寝中のかきむしり予防には、次のような対策を講じましょう。

①保湿を中心とした肌活

アレルゲンは、乾燥肌の荒れた部位、湿疹、引っかき傷といった皮膚バリア機能の壊れた箇所から侵入します。そのため、特に乾燥した部分の保湿をしっかりと行いましょう。

ウェットラップ法

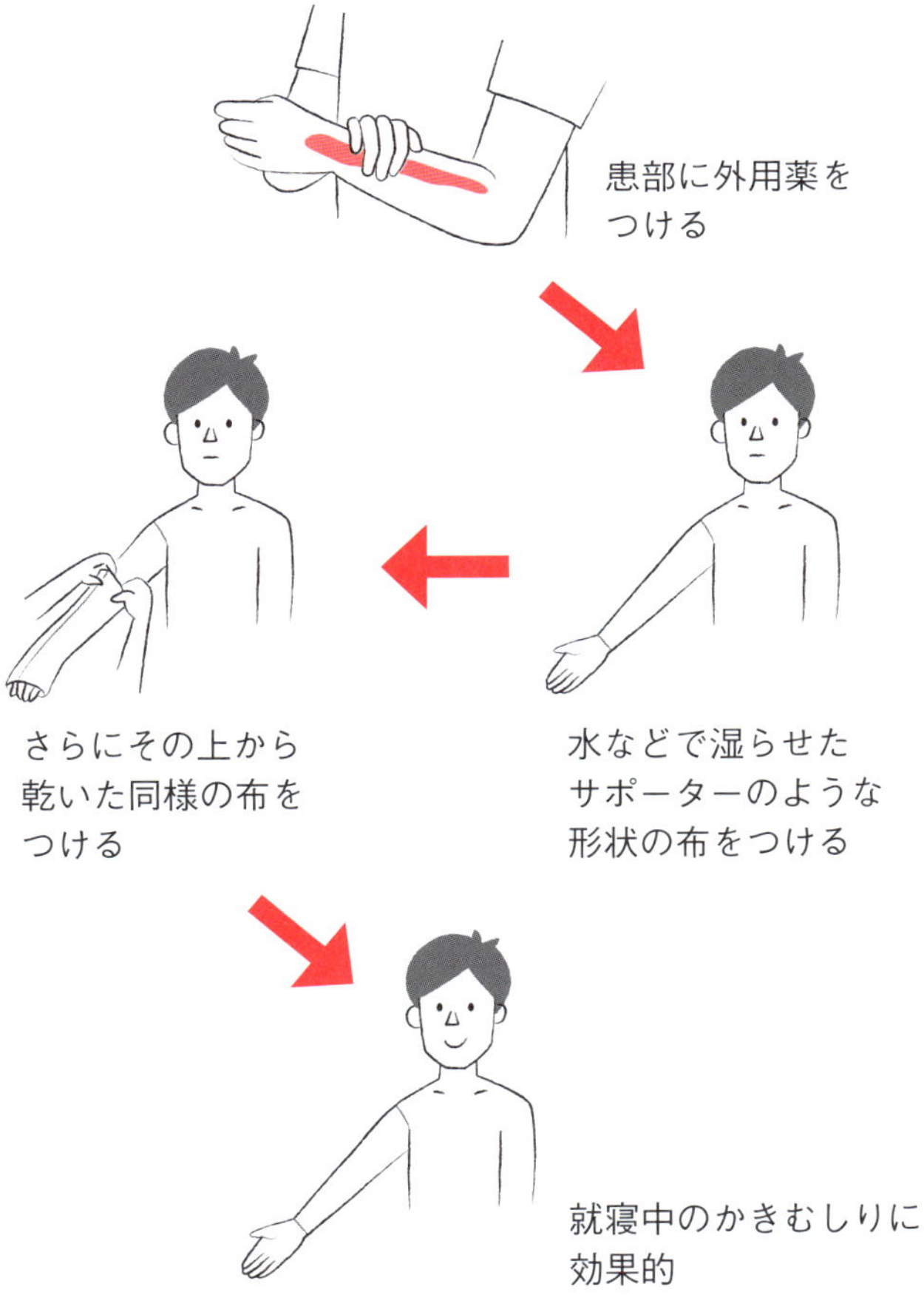
患部に外用薬をつける
水などで湿らせたサポーターのような形状の布をつける
さらにその上から乾いた同様の布をつける
就寝中のかきむしりに効果的

②ステロイド外用薬やタクロリムス軟膏を使う

湿疹ができたら、ステロイド外用薬などで素早く炎症を抑えます。

③抗ヒスタミン剤などを内服する

抗ヒスタミン剤は、かゆみをやわらげてくれます。

④爪を短く切る

爪が長いと皮膚を傷つけやすく、傷も深くなります。こまめに爪を切り、爪の先はやすりをかけてなめらかにしておきましょう。

⑤ウェットラップ法

就寝中のかきむしりには、123ページの「ウェットラップ法」が効果的です。外用薬をつけた上に、水などで湿らせたサポーターのような形状の布をつけ、さらに上から乾いた同様の布をつける方法です。

⑥布手袋をつける

夜間のかきむしりには、布製の手袋をつけて寝るのもよいでしょう。各種のひっかき防止手袋も市販されています。

6 体験談1 シクロスポリンでたった数日後、劇的に改善！（A子さん）

学校の制服さえアレルゲン

当クリニックでアトピー性皮膚炎が劇的に改善し、自分で「よい状態をキープする」ことができるようになった方は、無数にいます。

その中から、多くの患者さんの参考になりそうな3人の例をご紹介しましょう。

A子さんは、乳幼児の頃から軽度のアトピー性皮膚炎でしたが、お母さんが添加物の少ないメニューをつくったり、合成洗剤の使用をやめたりといった工夫をしてくれたお陰か、小学校卒業までは友達となんら変わりない生活を送っていました。

ところが、中学校に入ると突然、全身が猛烈にかゆくなったのです。

かゆさのあまり眠れず、かきむしった傷と洋服がこすれて痛むので何をするのも嫌になってしまいました。

近所の皮膚科に行くと、「アレルゲンを避け、1日3回シャワーを浴びるように」と言われました。でも、**何がアレルゲンかわからないので、避けようがありません。**学校で1人だけシャワーを浴びるわけにもいきません。原因不明のまま処方された薬を飲みましたが、症状は悪化していきます。

ようやく半年後、なんと中学校の制服の化学繊維にかぶれていたことがわかりました。化繊《かせん》メーカーに勤務しているお父さんがピンときて、近所の皮膚科でパッチテストをしてもらって判明したのです。パッチテストとは、かぶれの原因として疑わしい物質を皮膚に直接貼り、48~72時間後に肌の変化を見る判定試験です。

お母さんは、素材を綿に変えた制服をつくります。

ただし、スカートは綿だとシワシワになるので素材は変えず、綿の黒いタイツをはいて対処しました。体育の授業などで使うジャージ服は学校指定のため変えられず、綿のインナーを着たうえ、肌に当たる袖《そで》などに綿布を縫いつけました。

小さな願い「みんなと同じ普通の生活をしたい」がかなった!

お母さんが苦労してつくってくれた制服でしたが、A子さんは恥ずかしかったといいます。周囲のみんなと微妙に光沢が違うし、白のハイソックスの中で自分だけが黒のタイツだったからです。

当時の彼女は自分の体調の悪さをうまく周囲に伝えられず、傷つくことが増えていきました。

たとえば、ジャージの袖が腕に当たってかゆくてしかたなかったため、インナーを出していたところ、「見えないようにしなさい」と叱られたこともありました。

給食のカレーを食べて症状が悪化し、午後の授業に出られなくなったこともあります。チョコレートやケーキなど、一度食べて症状が悪化したことがある食品は怖くて食べられません。友人と一緒にケーキを食べて「おいしいね！」と笑い合うこともできない自分に涙を流すこともありました。

その頃のA子さんの願いは、ただ1つでした。

「みんなと同じ、普通の生活をしたい」ということです。

みんなと違う制服、違う行動を、自分の意に反して強《し》いられるのは、思春期の少女にとって大変な苦痛でした。

精神的にも落ち込み、「こんな体になるなら、いっそのこと、生まれなければよかった」と思ったこともあったそうです。

そんな状態に限界を感じていた時、お母さんが知人の紹介で私の「うるおい皮ふ科クリニック」を知り、A子さんは来院したのでした。

4日後、驚きの変化が！

私は、入念な問診をしたあと、彼女の現在の症状や過去の治療経緯を考慮したうえで、免疫抑制剤のシクロスポリンを処方することに決めました。

治療を始めてすぐに、A子さんの体調は劇的に改善しました。

「それまで自分が見る世界は、いつもグレーがかっていました」と彼女は言います。

ところが、薬を飲み始めて数日で、世界は色彩に満ちた美しさを取り戻します。

「新しい別世界で人生を生き始めた感じ！」と思い、お母さんに、こう言ったそうです。

「かゆみがないと、生きているって、いいもんだね」と。

アトピー性皮膚炎のかゆみから解放されて、A子さんはやっと、普通の生活を味わえたのです。

ただし、まだ油断はできません。劇的に改善したとはいえ、かゆみがぶり返すこともあります。A子さんも、寝ている間に無意識にかいてしまい、せっかくよくなった肌を傷つけてしまうことがありました。

前述の通り、医師の多くはシクロスポリンの使用に及び腰ですが、私はシクロスポリンによるかゆみの抑止効果に関する研究で世界一の賞を受けたこともあり、使用法を熟知しています。

かゆみや皮膚症状に合わせたシクロスポリンの内服量の微調整や、ステロイド外用薬、抗ヒスタミン薬、保湿剤との効果的な併用方法を、A子さんと診察のたびに綿密に相談しながら治療を進めました。

A子さんは、私の指示をきっちりと守り、かつ積極的に肌活にも取り組んでくれました。やがて、寝ている間にかきむしることもなくなり、ついにゴールに設定していた「保湿だけしていれば、肌がよい状態をキープできる」ようになったのです。

患者から、世界が期待する医師の卵に変身！

ここからA子さんの飛躍が始まります。

かゆみがなくなって勉強に集中できるようになったので、A子さんは大きな人生の決断をします。医学部に進学しようと決めたのです。

「アトピーになった経験を生かして、肌で悩む人の助けになりたい。豊田先生のような皮膚科医になる」と言ってくれた一言は、忘れられません。

そして猛勉強の末、国立大学の医学部にストレートで合格したのです。

その後、アトピー研究の最先端をいくアメリカのラボ（研究所）で半年近く研究をし、学生の身でありながら、その成果を国際研究皮膚科学会で発表することを認められました。

「いつも寝込んでいて、か弱かったA子さんはどこに行ったのだろう？」と私がびっくりするほど、彼女は今、積極的に人生を謳歌しています。

患者さんの心に寄り添える医師になりたいと、学業の合間にボランティアをしたり、震災被災者のサポートプログラムに参加したりして、テレビ局に取材もされています。

担当医が変わる時の注意点

彼女は大学に入学と同時に、地元を離れました。

そこで私は、大学の近くにある病院に紹介状を書いて、シクロスポリンによる治療を続けられるよう手配しました。

ところが、その医師はシクロスポリンをアトピー性皮膚炎の治療に使った経験がなく、副作用を恐れて、結局、シクロスポリンを処方しなかったのです。

そのせいでA子さんは、かゆみがぶり返してしまったのです。

今では、A子さんは、帰省した時に当クリニックに来院するようになりました。処方されたシクロスポリンを使い、適切な肌活に励んで、かゆみのない大学生活を送っています。

A子さんから、本書の読者へのメッセージがあります。

「かゆみに悩まされて前向きになれない人生は、もったいない。アトピー性皮膚炎を治して、自分らしい人生、最高に楽しい生活を送ってほしい」

7 体験談2 0歳からの根深いアトピーが、治るラインに乗ってスベスベに!（B君）

なぜ治らない？　原因究明が一番のカギ

「0歳からアトピー性皮膚炎と診断されていました」と、お母さんが当クリニックにB君を連れてきた時、彼はすでに3歳でした。

0～6歳の乳幼児期に、かゆみを伴う赤みや発疹が起きた場合、かぶれ、脂漏性皮膚炎、蕁麻疹などが考えられます。

ただ、体の左右対称に症状が現れ、症状が、1歳未満であれば2カ月、6歳未満であれば6カ月続くと、アトピー性皮膚炎を疑います。

乳幼児の中には、生まれた時に免疫バランスが乱れていてアレルギーを起こしやすい状態の子がいます。それがアトピー性皮膚炎の1つの要因だと考えられています。

1歳半から2歳頃までに免疫のバランスが整い、自然に治ることもありますが、B君はもう3歳です。頬《ほお》は赤く炎症を起こし、浸出液がジュクジュクと染み出しています。体中がカサカサと乾燥し、皮膚が紫色に変色し、厚くなっていました。

いくつかの病院の皮膚科に通いました。しかし、アトピー性皮膚炎の特徴である「よくなったり悪くなったり」をくり返しながら悪化するばかりです。

お母さんは疲れ切り、「自分が至らないせいだ」と落ち込みます。かわいい盛りのはずのB君の肌が真っ赤にただれ、傷だらけになっているのがかわいそうで写真も撮れなくなり、残っていた写真も、肌が無残に荒れていて見るたびに涙が出てくるため、すべて処分してしまったといいます。

アトピー性皮膚炎の治療には、体の状態や日常生活などの状況を問診で細部まで把握し、原因を見つけ出すことが欠かせません。

B君の場合も数回にわたり、お母さんから、「これまでの経過」「どんな治療をしてきたか」「現在の状況」などをていねいに聞き取りました。途中で「お母さんだけに責任を負わせ、重要な決定をさせるのは望ましくない」と感じ、お父さんも呼んで話し合ったこともあります。お父さんは日曜しか時間が取れず、私も休診日を返上しての問診でした。

自己流治療の恐ろしさ

やがてわかったことがあります。いくら皮膚科に通っても治らないため、お母さんが医療不信に陥っていたことです。

どの医師も、「治らないライン」に沿って治療していたのです。その点は、医師の大きな責任だと思います。

一方、お母さんの行動にも問題がありました。

病院で処方された薬を一切使わず、代わりに1カ月の利用で50万円もする「深層水」を購入し、洗顔や入浴に使ったり、飲ませたりしていたのです。

自己判断で購入した市販の抗炎症剤もつけていました。

その抗炎症剤は、非ステロイド外用薬でした。「ステロイド外用薬だけはつけたくない」と思っていたお母さんが、「非ステロイド」という名前に魅力を感じて使い始めたのです。

しかし、肌が弱くてとてもかぶれやすいアトピー性皮膚炎の患者さんには、非ステ

ロイド外用薬は使うべきでないと私は考えます。かえって湿疹が悪化することが多いからです。実際、検査を進めていくと、B君はこの非ステロイドの抗炎症剤にかぶれていたことがわかったのです。

治療は、非ステロイドの抗炎症剤をやめてもらうことからスタートしました。

お母さんのステロイド恐怖が強かったため、最初は皮膚を保護するワセリンをつけてもらっていたのですが、それだけで炎症を沈静化させることが難しいのは言うまでもありません。私はさらに話し合いを重ね、ようやく、ステロイド外用薬を使うという治療方針に納得してもらいました。

確実に炎症を抑えるため、最初の1週間は2番目に強いベリーストロングを、次の1週間は3番目に強いストロングを使い、その後はミディアム（普通）を1日2回使うことにしました。

治療を始めると、たった1週間で、顔の炎症が落ち着いて赤みがなくなりました。

お母さんは、わが子が生まれて初めて、スベスベの肌になっているのを見ることができたのです。驚いたお母さんから電話をもらい、私も自分のことのようにうれしく思いました。

ここで1つ付言したいことがあります。

乳幼児の顔にベリーストロングのステロイド外用薬をつけることは、当時は無謀ともいえる治療でした。**しかし、ステロイド外用薬を使った治療は「最初にガツンといく」のが大切だというのが私の信念でした。**85ページの下の図はそのイメージでもあります。この信念に基づいて積み重ねてきた医療が、10年以上の時を経て、プロアクティブ療法の原点となる「早期の寛解導入」につながったと思っています。

途中でやめない人だけが、薬をやめられる

このあと、また問題が起こります。

お母さんが、「治ったから、もういいだろう」と、自己判断でステロイド外用薬の使用を中止してしまったのです。私がお母さんに**「よくなっても許可なく薬の使用をやめないこと」**を徹底しなかったためでした。

残念なことに、1週間後に赤みと炎症がぶり返してしまいました。

お母さんが、これをリバウンドと勘違いしたり、「ステロイド外用薬を使ったせいで前よりひどくなった」と誤解しないようにしなければなりません。

「アトピー性皮膚炎の場合、表面の炎症が治まっても、皮膚の内側では症状がくすぶり続けていることが多くあります。そのため、不適切な時期に使用を中止すると、炎症がぶり返してしまうのです」と、ていねいにお母さんに説明し、適切な量と使用期間を守ってもらうことを約束しました。

治療を再開した結果、3週間で全身の炎症は治まり、わずかな色素沈着が残るだけになりました。

その後は、ステロイド外用薬の使用はやめ、よい状態を維持するためにタクロリムス軟膏に変更しました。

2カ月後にはタクロリムス軟膏の使用も週2回に減り、かゆみが現れた時には抗ヒスタミン内服薬を併用することで悪化を防げるようになりました。

B君には、ドライスキンの症状もありました。炎症やかき傷などで皮膚バリアが弱くなり、皮膚の表面から水分が失われて乾燥する症状です。

しかし、これも適切な肌活の指導によって改善し、たまに症状が出ても、2~3日、タクロリムス軟膏を使えば、ほとんど治まるようになりました。

小学校3年生になると、まったく症状が出ないまでになったのです。

8 体験談3

休職もした30年以上の長い闘いに、半年で勝利!(C子さん)

使いすぎれば、どんな薬も毒になって当然

「診察には来ましたが、私にはもう新たな治療を始める体力も気力も、残っていないのです」というのが、当クリニックに初来院した時のC子さんの第一声でした。30年以上にわたるアトピー性皮膚炎との戦いで体はボロボロになり、神経も衰弱して疲れ切っていたのです。

そんなC子さんも、治療を始めてから半年後には、ほとんど症状が出なくなります。かゆみがなくなるにつれて、C子さんは行動的になりました。結婚、出産を経て、子育てをしながらヨガのインストラクターとして活躍するまでになります。

C子さんは乳児期にアトピーを発症し、近くの皮膚科医に処方されたステロイド外

用薬を使っていました。当時は、まさか30歳をすぎてまでアトピー性皮膚炎に苦しむとは思ってもいなかったそうです。

小学生から中学1年生までは症状は落ち着いていました。

しかし、中学2年生の時、家庭問題と学校の人間関係によるストレスが原因で全身にかゆみと炎症が起きて悪化し、ステロイド外用薬を多量に使うようになります。

やがて、何もしていないのにだるくなったり、顔がむくんだりするようになりました。別の医師から、ステロイド外用薬の副作用だと指摘されますが、塗らなければ炎症が治まらないので、やめられません。

高校生になると、ステロイド外用薬の使用量はさらに増えてしまいます。荒れた肌が気になり、少しでも炎症を抑えようと、1日何度も目や口のまわりにステロイド外用薬をすり込み続けたのです。

ステロイド外用薬の塗布は、炎症が激しい時でも1日2回を限度とし、よくなったら回数を減らしていくことが大切です。

しかし、C子さんは近くの皮膚科医から適量を教わったことがなく、そのため、途方もない量を塗り続けていました。

脱ステロイド・脱保湿をして寝込む日々に

一進一退をくり返す中で高校を卒業、C子さんは就職します。そして、慣れない仕事と人間関係のストレスでさらに症状が悪化。

20歳の頃には、ステロイド外用薬をいくら塗っても回復しないほど重症化します。全身の皮膚から浸出液が吹き出してジュクジュクになり、気が狂うほどかゆいのです。ステロイド外用薬の不適切な使用による全身の副作用で、体力が減退、頭痛や微熱が続き、21歳で休職します。

しかし、家にいても強烈なかゆみで眠ることもできません。「ステロイドをやめよう」と意を決し、地元の病院の医師に相談をします。

大量に使っていたステロイドを突然ゼロにすると感染症にかかる恐れもあるため、医師の勧めで1カ月間入院しました。入院中も退院後もかゆみは治まらず、かきむしった皮膚は、「人がそばを通って風が起きるだけで痛み、目のかゆみは目をくりぬいて、大根おろしですりおろしたいほど」でした。

退院後は、ステロイド外用薬を使わない治療を模索します。温泉療法や、肌活の逆

を いく「脱保湿」など、無数の方法を試しました。

しかし、一向に回復の兆しはありません。

数年後には、1日20時間寝ても疲れが取れず、起きる気力も、食事をする気力すらもなくなりました。救いを求めてインターネットを検索するうち、アトピー性皮膚炎患者のサークルを見つけ、その縁で当クリニックを知ったのでした。

初来院した時、C子さんは34歳になっていました。

信頼関係づくりが治療のスタート

アトピー性皮膚炎の治療で最も大切なのは、最初期の段階です。徹底的に話し合って相互理解し、信頼関係を築く時間と努力を惜しまないことが求められます。

私は、C子さんが、どんな治療をどのくらい続けたか、その時々の症状、今のかゆみの程度など、あらゆる点について詳しく話を聞きました。ステロイドへの恐怖心や、医師への不信感もすべて打ち明けてもらいました。

これは、患者さんにとっても医師にとっても、決して簡単なことではありません。

患者さんは、自分の気持ちや生活について洗いざらいさらけ出すことになります。

医師は、それをすべて受け止めたうえで、よくならない原因を突き止め、その人に合った理想的な治療方針を提案しなければなりません。

この作業は、アスリートが信頼できるコーチと一緒にゴールを目ざして進むことに似ています。互いに求めるものを理解し合い、共通のゴールを設定してこそ、すばらしい結果を得られるのです。

C子さんはステロイドに対して、「もう使いたくない」と強く思っていました。

私は、無理にステロイド外用薬を勧めることはしませんでした。ただ、ステロイド外用薬の特長と副作用、上手な使い方を説明し、使わない場合は、どんな薬を使い、どんな経過をたどることが予想されるかなどの事実を伝えました。

また、**治療のゴール**も設定しました。「かゆみのために眠れず、仕事を休んでいる状況から脱する」「保湿剤を中心とする肌活を続けていればかゆくならない状態になる」ということです。

もちろん、**ゴールに到達可能な道すじ**も明確にしました。

その結果、C子さんは、プロアクティブ療法を選び、ステロイド外用薬を使うことも決意したのでした。

漢方薬の併用で改善スピードは倍になる

C子さんの治療は、次のような方針でスタートしました。

①ステロイド外用薬は、強さと使用量を、首、体、腕、脚で細かく分けて塗布する

②顔にはタクロリムス軟膏を使用する

③皮膚が敏感なため、洗顔料、化粧水、サンスクリーン（日焼け止め）などは刺激の少ないものを選び、サンプルを試用してから使う

④漢方薬を併用する。皮膚症状には、かゆみに対する抑止効果の強い「十味敗毒湯」、体力低下と冷え性などの改善に「人参養栄湯《にんじんえいようとう》」を処方する

⑤かゆみの強い時は抗ヒスタミン薬を内服する

通院に関しては、通常は「治療初期は週2回、寛解導入から維持療法に入ったら週1回が原則。以後症状に合わせて調整」ですが、C子さんは遠方に住んでいたため、2週間に1度の診察とし、その都度、状態に合わせて薬の強さや塗布回数を調整しました。

まず、最初の2週間で、肌の炎症が劇的に治まりました。

その後は、再燃をくり返しながらも、少しずつ落ち着いていきます。

そして治療開始後、半年もたたないうちに、一番苦しかったかゆみが止まり「普段の生活に支障がなくなる」「まわりの人からもアトピー性皮膚炎であることがわからない」状態を達成し、さらに「薬物療法に時間が奪われない状態」というゴールにも達したのです。

C子さんは、30年以上にわたるアトピー性皮膚炎との戦いにも負けず、信頼関係を築いてくれました。「先生を信じて、明るい未来を夢見てがんばります」と言ってくれました。体力も気力も残っていないような状態だったにもかかわらず、「アトピー性皮膚炎は必ず治る」と信じて治療を続けました。

このような患者さんを見るたびに、私は、アトピー性皮膚炎で苦しむ患者さんたちすべてに「希望を持ってほしい。**自分に合う治療方法と皮膚科専門医を見つけてほしい**」と願うのです。

第3章

かゆみの応急処置と知っておくべきメカニズム

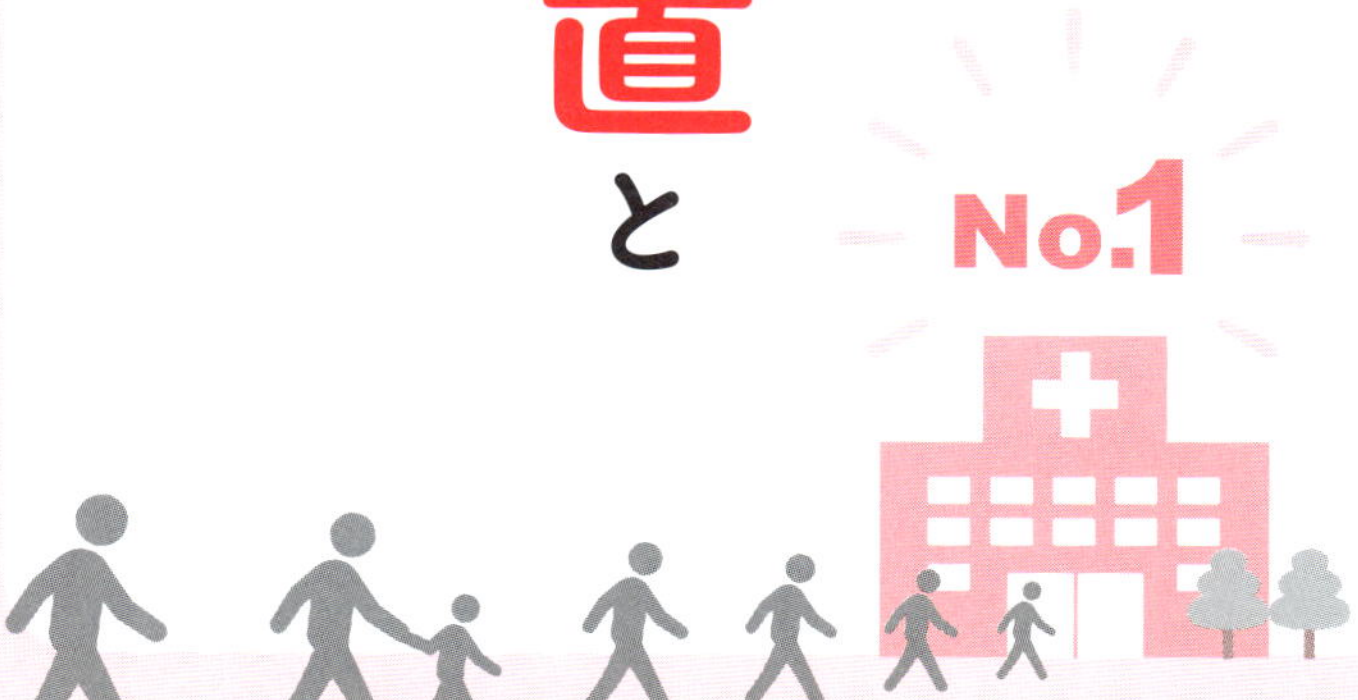

1 かゆみの応急措置

かゆみが起きたらまず何をするか？

「うっ、かゆい」ポリポリ……

かゆくなると、すぐ、このように条件反射的にかいていませんか。

十分な肌活をしていても、かゆみが起こることがあります。でも、かいて皮膚を傷つけては、肌活の地道な積み重ねが台なしになってしまいます。かきくずしたりすれば、感染症など新たな皮膚疾患を呼び起こしかねません。

といっても、すぐに皮膚科へ飛んで行くことは難しい……。そんな時、まずはかゆみを抑えることが大切です。

かかずにやりすごせるように、かゆみの応急処置を覚えておきましょう。

方法はとても簡単です。

かゆい部分を冷やせばいいのです。

保冷剤や氷があれば、清潔なガーゼやハンカチにくるんで、かゆい部分に当てます。なければ、水で濡らしたタオルをギュッと絞って当てましょう。冷えたペットボトルなどを当てる方法もあります。

冷やすとかゆみが弱くなる理由は次の2つです。

・血管が収縮し、血管のまわりにあるかゆみ神経の伝達が遅くなる

・かゆみを引き起こす細胞や炎症物質の働きが抑制され、かゆみを感じにくくなる

注意点は、保冷剤や氷を使う場合、直接肌に当てないことです。皮膚や皮下組織を傷める恐れがあります。

また、必要以上に長時間冷やすと、そのあと反動で急激に血管が拡張し、かゆみが強くなることがあることも知っておきましょう。米国皮膚科学会は、**「5～10分、またはかゆみが引くまで」当てる**ことを推奨しています。

これに準じるかゆみ抑制の方法として、メントールやハッカ油などを塗ることがあげられます。スーッとする冷感があり、一時的にかゆみを忘れさせてくれます。

ただし、冷やした時のように細胞や炎症物質の働きが抑制されることはありませんので、効果は劣るといえるでしょう。

こうした自己判断だけは避けよう

冷やしてとりあえずかゆみを抑えたあとは、皮膚科に行きましょう。

かゆみが慢性化したり、急激に炎症が起きたりした場合は、皮膚科専門医の診断を受けるのがお勧めです。湿疹、帯状疱疹《たいじょうほうしん》、蕁麻疹、乾癬といった皮膚疾患や、白癬《はくせん》（水虫、たむし、しらくもなど）、疥癬《かいせん》といった感染症が生じている可能性があるからです。

かゆみの原因はそのほかにもたくさんあり、互いにからみ合っていることもしばしばあります。単純に「虫刺されかな？」と思っても、実際にはまるで違う原因であることも多々あります。

中には、「今、蚊に刺された」というように特定できる場合もありますが、ほとんどの原因は、わからないか、わかりにくいのです。**自己判断して間違った手当てをすると、かゆみが悪化したり、別の症状を引き起こしたりする危険があります。**

軽い気持ちで市販の軟膏を塗らないことが肝要です。

9割の人が「とりあえずこれを塗っておこう」で失敗する!

自己判断で薬を使用して症状を悪化させた60代の男性もいます。

その男性は、庭の手入れをしていて、腕と首がかゆくなりました。以前に庭仕事のすり傷にオロナインH軟膏をつけたら治ったため、今度もそれをつけました。

ところが、いつまでもかゆみは治まりません。それどころか、皮膚が赤く炎症を起こし、お風呂のお湯がしみるようになりました。さらに、寝ている間にかきむしるせいで、炎症は胸や背中、脚……と全身に広がっていき、「かゆみで毎日眠れない」と来院したのでした。

診断の結果、この男性のかゆみの原因は、〝植物によるかぶれ〟でした。そこで、ステロイド外用薬で炎症を抑え、かゆみを止める抗ヒスタミン薬を内服してもらいました。

その結果、治療を始めてから4日でかゆみがピタリと止まりました。全身の皮膚の炎症や湿疹も、2週間でほぼ完全になくなったのです。

この男性のように間違った薬をつけて症状を悪化させないでほしいのです。**原因がわかっていないのに、とりあえず家にある薬をつけても、かゆみはよくなりません。**たまたま、薬の効能とかゆみの原因が一致していたとか、何もしないでも消える一過性のかゆみだった場合は、運よく治ることもあるでしょう。

しかし、それに味をしめて、「とりあえずこれを塗っておけばいい」と自己判断するのは危険です。実際、合わない薬をつけたことで症状が悪化し、どうしようもなくなってから皮膚科に駆け込む人があとを絶ちません。

患者さんが「とりあえずこれを塗ればいい」と使う薬で最も多いのが、オロナインH軟膏です。皮膚の万能薬というイメージがあるのでしょう。

しかし、これは切り傷やすり傷などにはよく効きますが、同軟膏の主成分は「クロルヘキシジングルコン酸塩」という殺菌剤です。かゆみを抑える効果は、ほとんどありません。

同軟膏の効能書きには、**「湿疹（ただれ、かぶれ）、虫さされには使用しないでください」**と明記されているのを見逃さないでください。

原因はまさかの1カ月前の「あれ」だった

「1カ月も前のあれが原因だったんですか?」と絶句した30代の女性がいました。

発端は、左のすねに、かゆみのある赤い発疹がポチッと1つできたことでした。家にあったかゆみ止めをつけたのですが、何日たってもかゆみが治まりません。発疹も少しずつ増えて四角い形になってしまい、怖くなって来院したのです。

さっそく問診して原因を突き詰めていきました。

すると、原因はなんと1カ月前の〝湿布薬〟だったことがわかったのです。

彼女はその頃、テニスで筋肉痛になりました。そこで、以前に医者から処方された湿布薬の残りを使ったのです。それは、炎症や痛みを抑える湿布薬によく配合されるケトプロフェンという成分を含むものでした。

ケトプロフェンは、湿布薬をはがしても、しばらく皮膚の中に残ります。その状態で紫外線を浴びると、「光接触皮膚炎」という症状が出ることがあるのです。

光接触皮膚炎とは、日光に当たると、原因物質のある部分に、かゆみと紅斑《こうはん》(赤い発疹)や丘疹《きゅうしん》(エンドウマメ以下の大きさの腫《は》れもの)が生じる症状です。

2 かゆみを〝見える化〟しよう

あらゆる疑いを検証して、答えにたどり着く

かゆみの原因は、皮膚科の専門医でも、見た目だけで判断するのは困難です。

そのため私は、原因を正確に突き止めるために、２種類の問診票を使う独自の診察方法を取っています。

まず、患者さんから左ページのような問診票に記入してもらいます。

次に、問診票をもとに、スタッフが患者さんの状況を実際に見て確認しながら、詳しい情報をメモ書きにします。

さらに私が、そのメモと問診票をもとに問診と検査を行い、皮膚の症状、炎症の広がり方、これまでの経過や治療歴などから、考えられる原因をすべてあげていきます。

問診票

1．本日はどのようなことで受診されましたか？ また、いつごろから具合が悪くなりましたか？　該当部位にチェックを入れてください。
（　　　年　　月ごろから・幼少期から・不明）
□全身　□頭
□顔（シミ・そばかす・肝斑・しわ・たるみ・赤ら顔・毛穴トラブル・肌荒れなど・ほくろ・イボ）
□首　□右・左 肩　□お腹　□背中
□右・左 腕　□右・左 手
□お尻　□外陰部
□右・左 足裏　□右・左 足指
□その他（　　　　　　　　　　　　　）

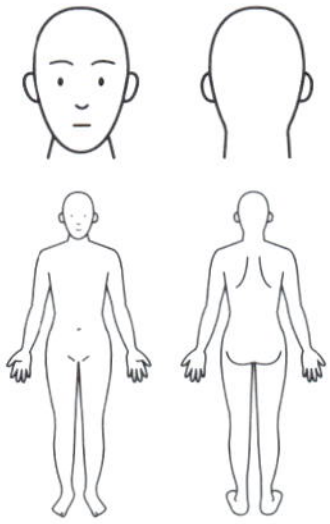

2．どのような症状ですか？□かゆみ　□痛み　□ほてり
□その他⇒（　　　　　　　　　　　　）

3．今の病気で、以前に診察を受けたことがありますか？
ある場合、その病院はどこですか？
□ない　□ある⇒(病院名：　　　　　　　　　　）

4．3であると答えられた方にだけお聞きします。
その時に言われた病名は何ですか？（病名：　　　　　　　　）

5．4であると答えられた方にだけお聞きします。
その時にもらったお薬がわかれば、教えてください。（薬剤：　　　　　　）

何時から？
（　　　　　　　　　　　　）

部位は？
□全身　□頭　□顔　□首　□肩　□お腹　□腕　□手　□背中　□爪
□臀部　□外陰部　□足
（　　　　　　　　　　　　　　　　　　　　）

症状は？
□かゆい　□痛い　□赤い　□カサカサ　□ジュクジュク　□ほてり

現在何か飲んでいますか？
（　　　　　　　　　　　　　　　　　　　　）

現在何か塗っていますか？
（　　　　　　　　　　　　　　　　　　　　）

□現在妊娠中　□現在授乳中

その他　（　　　　　　　　　　　　　　　　）

毎日の食事や、抱えているストレス、服用中のサプリメントなどについても、一つひとつ可能性を検証して、ようやく「これに違いない」という原因にたどり着きます。

それくらい、かゆみの原因は、見分けにくいのです。

そして、何度もくり返すように、原因がわからなければ、治療はできないのです。

かゆみの数値化で、治療のモチベーションがアップ！

さらに、当クリニックでは、かゆみで来院された方には、初診の際、全員に、かゆみを表す「質問票」に答えてもらっています。

なぜなら、**かゆみがどの程度のものなのかを、言葉で、医師やほかの人に客観的に伝えるのは難しい**からです。

「ムズムズかゆい」「眠れないほどかゆい」といった感覚的な面は言葉で伝えられますが、同時に、それがほかの人のかゆみと比べてどの程度なのかなどを数値化することが大切です。

そのため、かゆみの「強さ」「持続時間」「頻度」「範囲」を、それぞれ1～10の数字で表してもらって、**かゆみを数値化し、「見える化」する質問票**を考案したのです。

かゆみの質問票

《患者さんへ》

かゆみを自己申告していただき、各項目を評価させていただきます。
それにより、当院では今あなたが感じておられる不快なかゆみの対策・治療に役立たせていただく所存です。ご協力、宜しくお願い申し上げます。

初診の方

昨日から本日にかけて感じられたかゆみの程度を、右のライン上にマークしてください。

〈記入例〉

0　5　10

再診の方

前回の診察時にお渡しした、「過去３日間」の本紙をご提出ください。

かゆみの強さ

0　5　10

全くかゆみがない　／　これ以上の強いかゆみは考えられない

かゆみの持続時間

0　5　10

全くかゆみがない　／　1日中からだのどこかにかゆみが続いている

かゆみの頻度

0　5　10

全くかゆみがない　／　頻回にかゆくなる（1時間に10回以上）

かゆみの範囲

0　5　10

全くかゆみがない　／　全身のいたるところがかゆい

ご不明な点は院長あるいはスタッフに遠慮なくお聞きください。

お名前：
記入日：平成　　年　　月　　日

うるおい皮ふ科クリニック

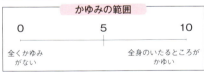

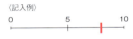

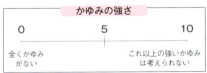

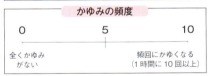

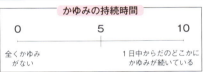

さらに、「自分のかゆみの変化を知りたい」「薬や治療の効果を確かめたい」という患者さんには、毎回、この質問票に記入してもらうようにしています。

「日常生活をかゆみの苦痛なく過ごせる」というゴールの数値を書き込んでもらうこともあります。

この「質問票」を活用することで、患者さんには次のことが可能になりました。

・かゆみの程度を、言葉よりもズバリ明確に伝えられる
・自分のかゆみが治っている経過、薬や治療の効果が一目でわかる
・ゴールの数値と比べることで、治療へのモチベーションが上がる

かゆみの「見える化」には、こんな効果が

また、医療上でも、次のようなメリットが得られるようになりました。

①疾患別のかゆみの比較ができる
②同じ疾患の中で、患者さん同士のかゆみの比較ができる
③治療開始後の、かゆみの経過を追うことができる
④治療法や治療薬別に、かゆみに対する効果の比較ができる

各疾患別の比較結果（平均値）

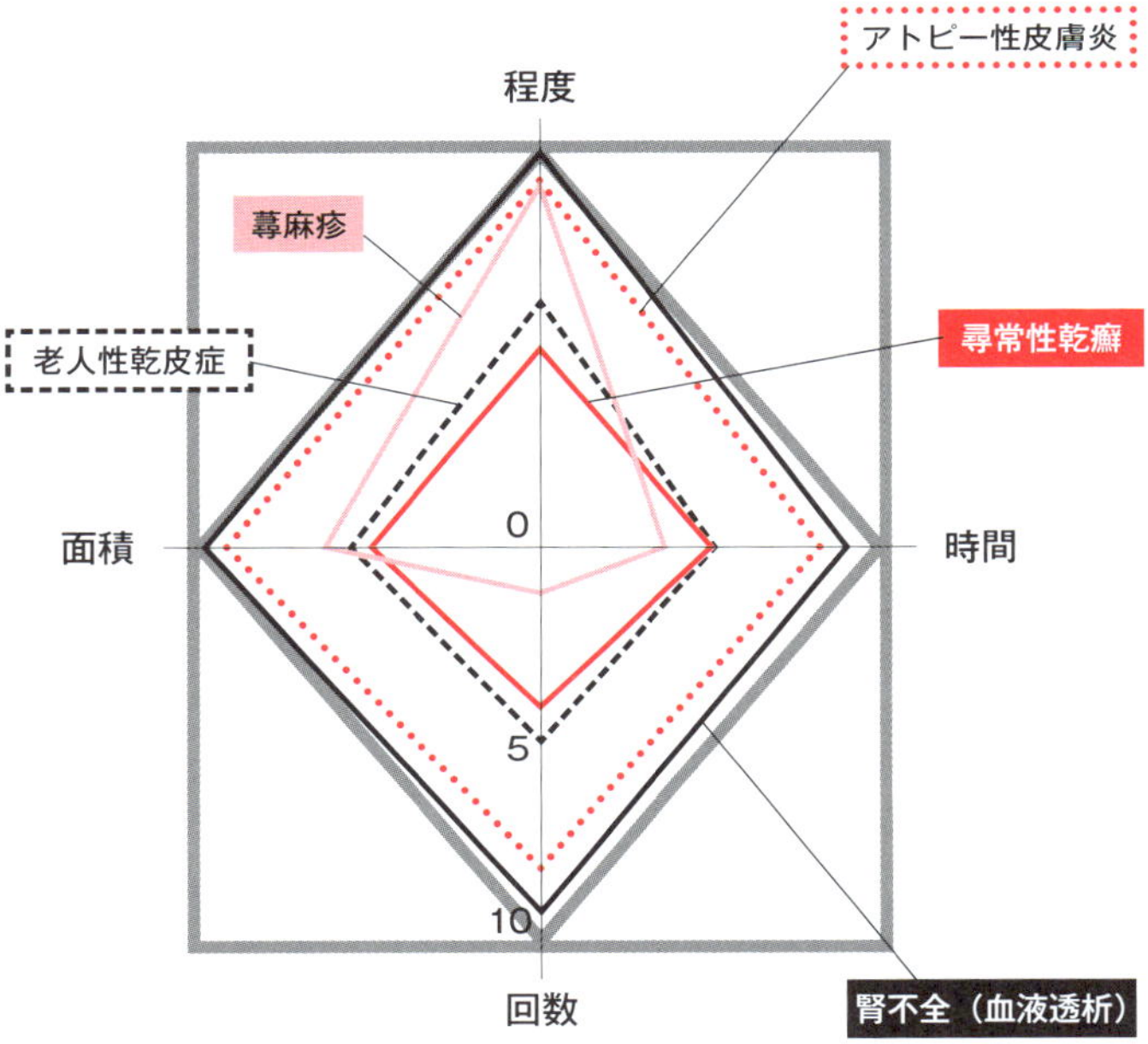

··· アトピー性皮膚炎
程度：9.4 時間：8.0
回数：7.5 面積：9.2
総計：34.1

ー 蕁麻疹
程度：9.4 時間：4.0
回数：2.2 面積：6.8
総計：22.4

-- 老人性乾皮症
程度：6.8 時間：5.1
回数：5.0 面積：5.3
総計：22.2

ー 尋常性乾癬
程度：5.0 時間：5.1
回数：4.0 面積：4.9
総計：19.0

ー 腎不全（血液透析）
程度：9.8 時間：9.2
回数：9.3 面積：9.8
統計：38.1

⑤治療法や治療薬の有効な作用点を明らかにでき、個々の患者さんにどの治療法や治療薬が最も適しているかがわかる

最大のメリットは、⑤でしょう。**「この疾患で、こんなかゆみのパターンを示す患者さんには、この治療が最適」といったパターン認識が瞬時にできる**ことです。

図を見ると、無治療のアトピー性皮膚炎や腎不全（血液透析）の患者さんは、持続的で全身的な激しいかゆみに、昼夜を問わず襲われていることがわかります。それにより、「かゆみで眠れない。ほかのことを考えられない」といった患者さんの言葉による訴えが、客観的につかめるのです。

それは、患者さんに、一刻も早くよりよい生活の質をもたらす医療の第一歩になるはずです。

また、**メリット①**の結果、皮膚科専門医同士でさまざまな疾患の患者さん１００名ずつの症状別のかゆみの強さを比較したところ、「末梢性《まっしょうせい》のかゆみ」の中では、４つのかゆみの評価項目のいずれでも、アトピー性皮膚炎が最もかゆい、ということがわかったのです。なお、腎不全は、次項で述べる「中枢性《ちゅうすうせい》のかゆみ」です。

3 かゆみの種類とメカニズム

かゆみの主犯格はヒスタミン

かゆみはどうして起きるのでしょうか？

かゆみの原因がさまざまだということは、かゆみのメカニズムも単純ではないということです。

そこで、ごく簡単に説明することにします。

かゆみには、皮膚や粘膜に湿疹や蕁麻疹などの炎症があってかゆくなる「末梢性のかゆみ」と、腎不全や糖尿病、肝障害などに見られる「中枢性のかゆみ」があります。

ひと言つけ加えれば、アトピー性皮膚炎のかゆみがつらいのは、末梢性のかゆみと、中枢性のかゆみの両方が起きるからです。

・末梢性のかゆみ

このかゆみを起こす原因の主役は「ヒスタミン」です。

私たちの体には、皮膚に異常が起きたり、刺激を与えられたり、異物が侵入したりすると感知して、脳に伝える機能が備わっています。

その役割を担う細胞の1つが、マスト細胞（56ページ参照）です。

マスト細胞はヒスタミンを生成しており、異変を感じると、それを放出します。

ヒスタミンは、表皮から真皮の接合部にある「かゆみ受容体」に結合し、かゆみ刺激になります。

その刺激が、神経線維の1つである「C線維」を通して脳に伝わり、「かゆい」と感じるのです。

ヒスタミンは、かゆみを引き起こす最強の物質だといっていいでしょう。ほかにも、発赤《ほっせき》（炎症などで皮膚が赤くなる）、浮腫《ふしゅ》（むくみ）、痛みや気管支収縮などのアレルギー症状を起こす原因となっています。

・中枢性のかゆみ

かゆみに関与する体内の物質や要因は、ほかにもあります。

かゆみのメカニズム

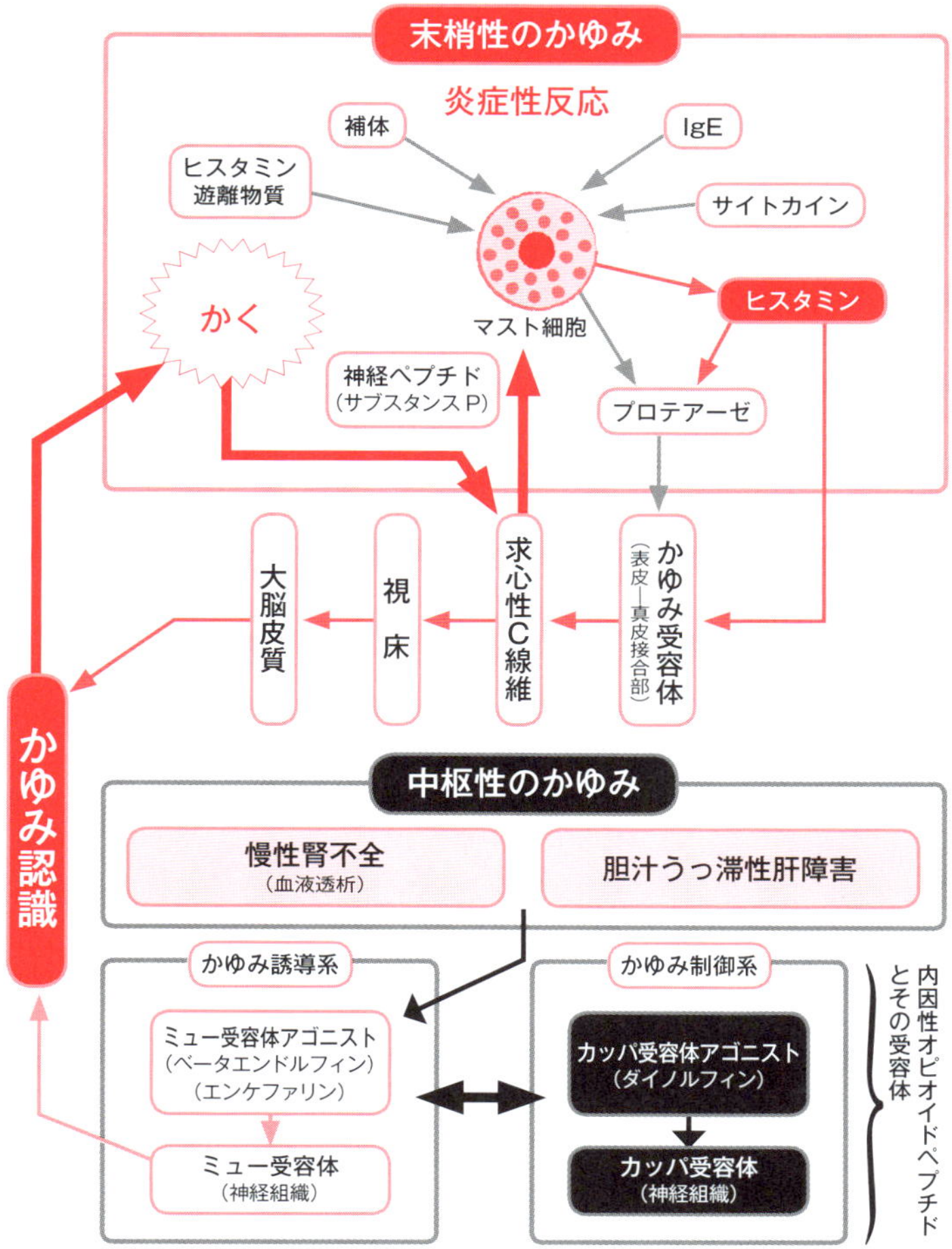

末梢性のかゆみ
炎症性反応
補体
IgE
ヒスタミン遊離物質
サイトカイン
かく
マスト細胞
ヒスタミン
神経ペプチド（サブスタンスP）
プロテアーゼ
大脳皮質
視床
求心性C線維
かゆみ受容体（表皮—真皮接合部）
かゆみ認識
中枢性のかゆみ
慢性腎不全（血液透析）
胆汁うっ滞性肝障害
かゆみ誘導系
ミュー受容体アゴニスト（ベータエンドルフィン）（エンケファリン）
ミュー受容体（神経組織）
かゆみ制御系
カッパ受容体アゴニスト（ダイノルフィン）
カッパ受容体（神経組織）
内因性オピオイドペプチドとその受容体

たとえば、別名「幸せホルモン」と呼ばれ、脳内では睡眠の質や精神の安定にかかわっている神経伝達物質セロトニンがそうです。皮膚などの末梢神経にあるセロトニンの受容体の働きが活発になると、皮膚を刺激して強いかゆみが起こることが、近年になって解明されつつあります。

すなわち、**脳内の幸せホルモンが、かえって皮膚をかゆくする**のです。

また、別名「脳内モルヒネ」と呼ばれる内因性《ないいんせい》オピオイドペプチドの一種で、鎮痛効果の高い神経伝達物質エンドルフィンもそうです。エンドルフィンが増え、かつその受容体（ミュー受容体）が活性化すると、全身にどことなくかゆい中枢性のかゆみが起きることが、近年の研究でわかっています。

すなわち、脳内の痛み止め物質が、かえって皮膚をかゆくするのです。

セロトニンやエンドルフィンの例を見ても、かゆみのメカニズムが単純ではないことがわかると思います。

なお、中枢性のかゆみには「エンケファリン」という物質も主要な役を演じています。エンケファリンも内因性オピオイドペプチドの一種ですが、解説するとかなり専門的になってしまいますので、ここでは割愛します。

イッチ・スクラッチサイクル

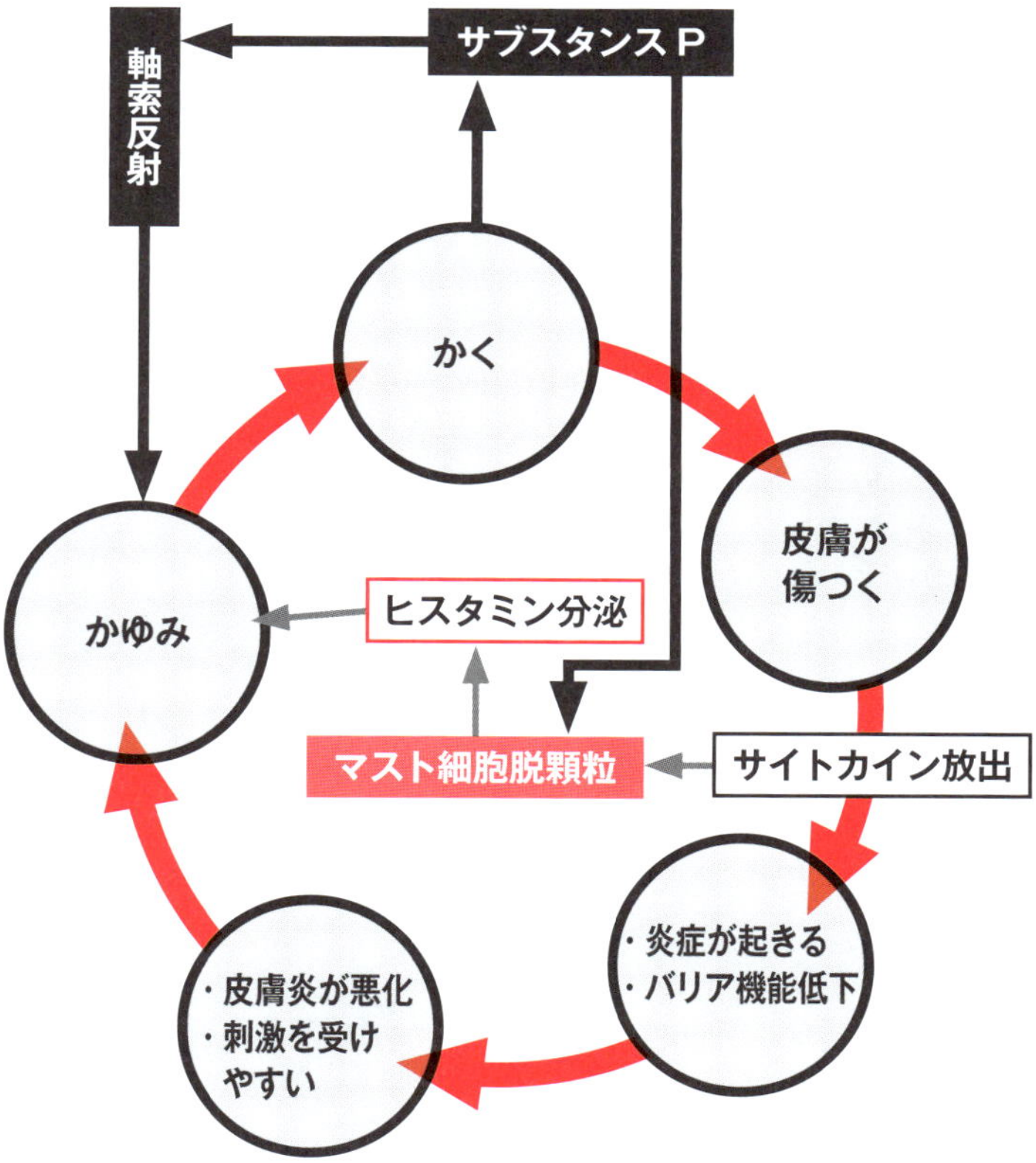

それよりも、かゆみのもっと実際的な面に目を向けましょう。それは、「イッチ・スクラッチサイクル」と呼ばれるものです。

かけばかくほど、かゆくなるのはなぜ?

かゆみがつらい理由の1つに、かけばかくほど、かゆくなることがあります。そのために肌をかき壊し、すさまじく重症化してしまうこともしばしばです。精神的にも、まさに「かゆみに人生を奪われる」ほど追い詰められます。

なぜでしょうか。

皮膚に刺激が加わると、マスト細胞がヒスタミンを放出して、かゆみが生まれます。皮膚をかくと、その刺激によって、ますますマスト細胞がヒスタミンを大量に放出し、かゆみが増すのです。

また、皮膚をかくと、わずかですが痛みを生じるものです。脳は痛みをやわらげようとして、痛みをやわらげる作用のあるセロトニンを分泌します。そして、かゆみがさらに強くなるのです。

かゆい→かきむしる→肌が傷つく→症状が悪化する→かゆみが増幅する→かきむし

軸索反射

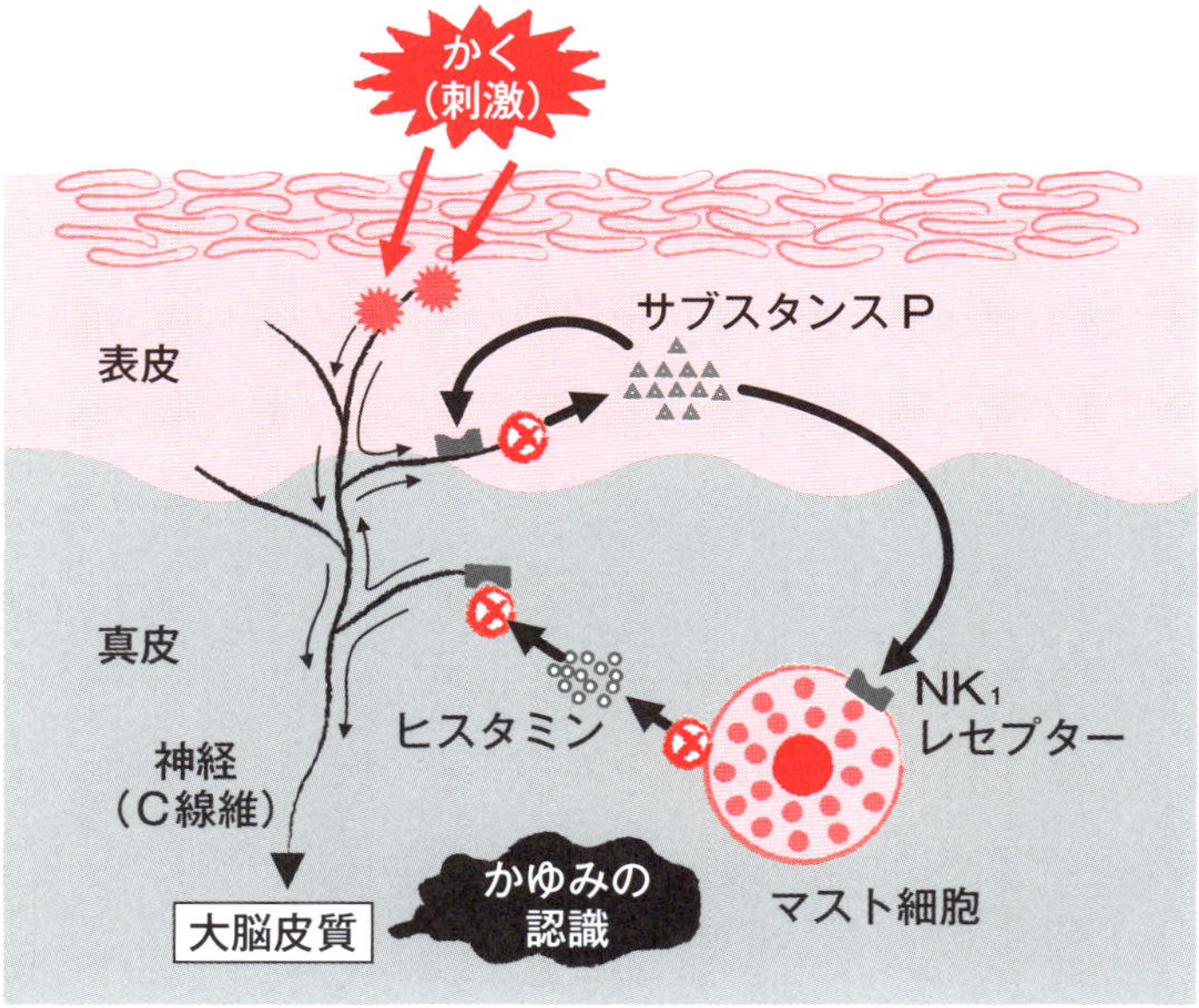

る――という悪循環を、「イッチ・スクラッチサイクル」といいます。

やっかいなことに、私たちの体には、かくとかゆみが増してしまう仕組みが、さらに2つも備わっています。

1つは「軸索反射《じくさく》」（165ページの図参照）です。

かゆみ神経（知覚神経）は、皮膚のあらゆるところに張りめぐらされ、細かく枝分かれして伸びています。かゆみを感じてかくと、かゆみ神経が刺激され、その情報は脳に向かいます。

しかし、時に神経の細かい分岐点で、情報が逆流することがあります。するとで、届いたかゆみの情報によって、神経の末端から「サブスタンスP」という物質が放出されます。サブスタンスPは、神経伝達物質である神経ペプチドの一種で、マスト細胞を刺激し、ヒスタミンを分泌させます。

つまり、かくことによってサブスタンスPが放出されると、ヒスタミンがすぐそばにあるかゆみ神経をさらに刺激し、新たなかゆみが脳に伝わるという悪循環が起こるのです。

この仕組みを「軸索反射」と呼びます。

かゆみ神経が伸びる

通常は真皮、表皮の境界までしか知覚神経は伸びていない

皮膚が傷つくと神経成長因子（NGF）によって知覚神経が表皮の内部まで伸びてくるため、かゆみに敏感になる

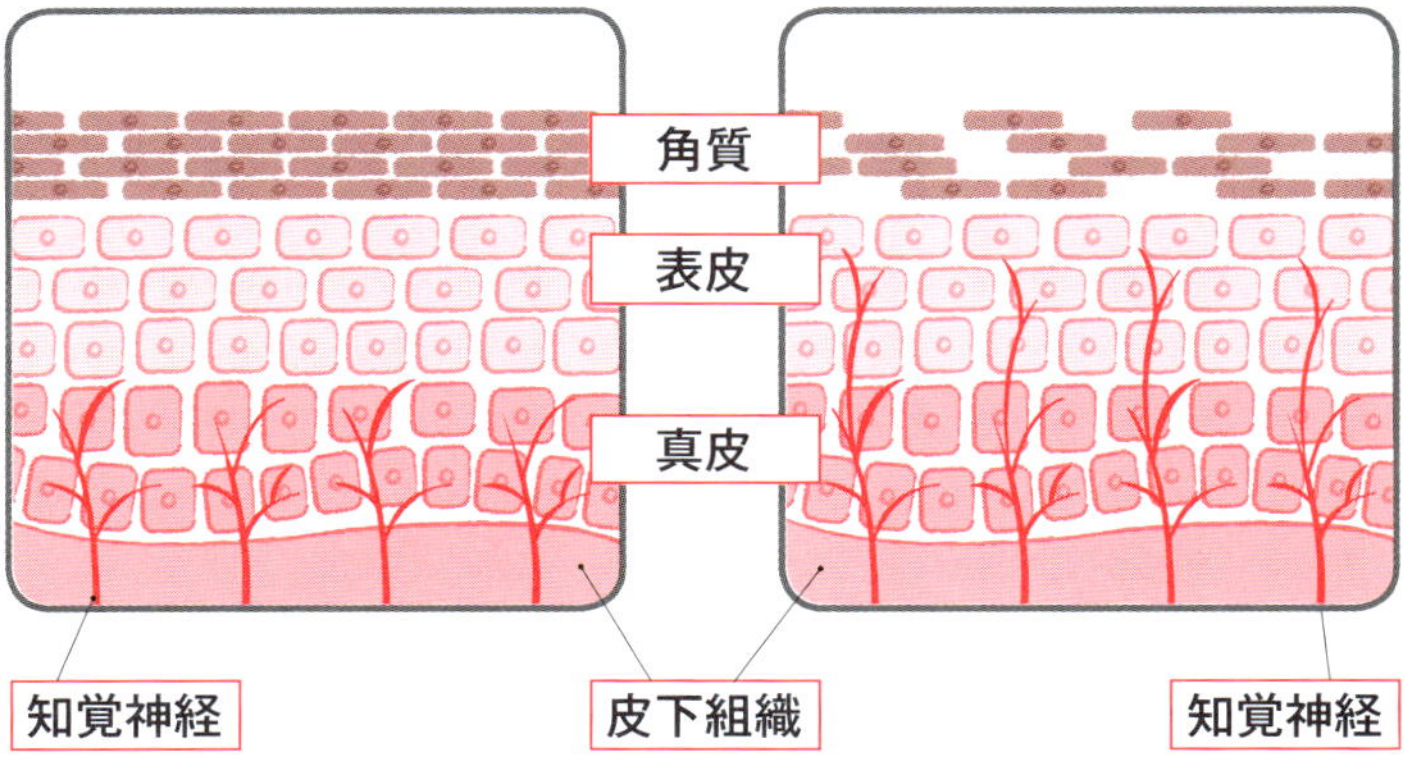

かくとかゆみが増してしまうもう1つの仕組みは、かゆみ神経が伸びることにあります。

皮膚をかき続けると、かゆみを感じる神経が、皮膚の奥深いところから表皮まで伸びてきます。

なぜなら、皮膚にくり返し与えられる刺激に対して、どんな異変が起こっているのかを脳が探ろうとするからです。すると、表皮の細胞から出る「神経成長因子（NGF）」という物質が増えて、神経が伸びるのです。

神経が表皮上層にまで到達すると、かゆみや刺激に敏感になり、さらにかきたくなるという悪循環に陥ります。

いくつもの要因がからんでいる頑固なかゆみのループを断ち切るためには、あらゆる角度から、かゆみに対処しなくてはなりません。

せっかく外用薬や肌活で改善しかけていても、1回のかきむしりで皮膚が荒れてしまうと、また、最初から出直さなければならないからです。

ストレスが、かゆみを狂暴にする

「イライラして体がかゆくなった」という経験はないでしょうか。

「家に帰ってリラックスすると体がかゆくなる」という人もいると思います。

両方とも、これまで何度か出てきた自律神経の働きが関係しています。

自律神経には、緊張・興奮時に優位になる交感神経と、リラックス・睡眠時に活性化する副交感神経がありますが、困ったことがあります。

どちらかの働きが過剰になると、いずれの場合も、かゆみを誘発する可能性があるのです。

たとえば、イライラが高じたり、緊張が続いたりして交感神経ばかりが過剰に働くと、アドレナリンというホルモンが多く分泌されます。

アドレナリンが分泌されると、体内にアレルゲンが侵入した時に攻撃し排除するIgE抗体がつくられやすくなります。

IgE抗体はマスト細胞に働きかけ、ヒスタミンを放出させます。こうして体がかゆくなるのです。

また、IgE抗体はアレルギー反応を引き起こし、皮膚に炎症をもたらすことにもなるのです。

次に、家に帰ってリラックスすると、副交感神経が優位になります。

副交感神経が優位になると血管が拡張し、血流が促されて体温が上がります。すると血管のまわりにあるかゆみ神経やマスト細胞が刺激されて、かゆみが生じると考えられるのです。

私は以前、アトピー性皮膚炎の患者さん100人に、「一番かゆい時は、いつですか」と質問したことがあります。

すると1位は、「仕事から帰って部屋で着替えている時」でした。

さらに、「そのままトイレの便座に座ると猛烈にかゆくなり、ずーっと太腿《ふともも》をかき続けてしまいます」といった答えがいくつもありました。

このように、かゆみにはいろいろな原因があり、容易に突き止められないこともしばしばあります。

原因さえわかれば、かゆみは治ったも同然だと私が言うのは、このためなのです。

第4章

頭、目、耳、鼻、手……
体のパーツ別・
かゆみを起こす疾患と対処法

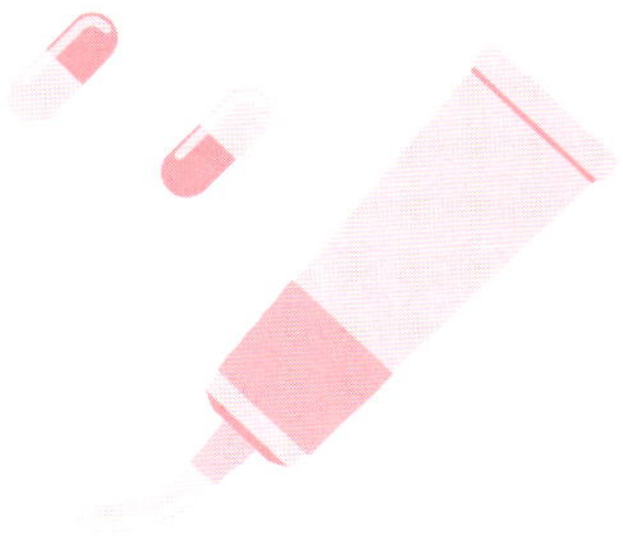

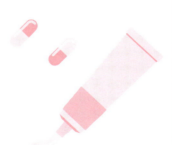

- 頭のかゆみの原因は？
- 目のかゆみいろいろ
- 耳のかゆみの原因は？
- 手・足のかゆみいろいろ
- デリケートゾーン……など

かゆみは疾患の好発部位と結びつきやすい

「デリケートゾーンのかゆみが続いてる。どうしよう」

「手の皮がむけてかゆい。手の水虫？　まさか！」

「耳がかゆくてたまらない。行くのは耳鼻科？　皮膚科？」

こんなふうに、**かゆみは体の部位の悩みと密接に結びついている**ものです。

そこで本章では、「あるある！」という皮膚症状を部位別にあげて、原因と考えられる疾患や対処法を解説していきます。

軸になるのは、疾患の好発《こうはつ》部位（発生しやすい場所）です。

もちろん、疾患は好発部位だけでなく、体のほかの部位にも現れます。ですから、たとえば手がかゆい場合も、「頭のかゆみ」「足のかゆみ」といったほかの項目にも目を通すと、有用なヒントが得られるかもしれません。

また、全身に及びがちなかゆみについては、最終章で取り上げます。

本章と次の第5章では、皮膚科医でも間違いやすい例なども織り交ぜました。たいていの肌のトラブルは、対処法が見つかるでしょう。

1 頭のかゆみ――こんな可能性がある

頭のかゆみの原因には、脂漏性皮膚炎、シャンプー、毛染めや育毛薬による接触皮膚炎（かぶれ）、しらくも、乾癬、ケジラミなどが考えられます。

また、頭皮は体の中で最も皮脂線が多い部分です。そのため、髪の毛や帽子で蒸《む》れて雑菌が繁殖し、かゆみにつながることも少なくありません。

例1 フケが出てかゆい時は？

【推定】 **脂漏性皮膚炎**

脂漏性皮膚炎の可能性があります。頭皮は、脂漏性皮膚炎の好発部位の1つです。

【症状】
脂漏性皮膚炎が発生しやすいのは、頭皮のほか、額《ひたい》と鼻筋を結んだTゾーン、耳のうしろなど、皮脂の分泌が多い場所です。赤み、湿疹などがあり、多くはかゆみを伴います。脂漏性皮膚炎になるとフケ状にむけた皮膚が付着することがあり、それがフケのようにパラパラはがれることもあります。そのため単なるフケ症と勘違いしがちですが、脂漏性皮膚炎の場合は、頭皮が乾燥してできるパラパラした細かいフケではなく、やや大きめのかさぶたのようなものです。

【原因】
紫外線や細菌、カビ（真菌《しんきん》）、汗などの影響で皮脂が変質し、皮膚を刺激することがおもな原因だと考えられています。つまり、「自分の皮脂で自分の肌がかぶれている」ともいえるのです。また、「マラセチア」というカビの一種が増殖した時も、その代謝物が皮膚を刺激し、炎症を起こします。**マラセチアは体のどこにでもいる常在菌です**が、皮脂や汗を好むため、皮脂が過剰分泌されると増殖します。

皮脂の過剰分泌の要因には、皮脂の代謝を抑制するビタミンB群の不足、皮脂の分泌を増加させるストレス、不適当な洗髪・洗顔などもあげられます。

【対処法】

①頭皮の清潔を心がけ、こすりすぎないように洗う

②ストレスや疲れをためないように、規則正しい生活や休息を心がける

ストレスのない生活はあり得ませんし、具体策も各人各様になります。私自身も脂漏性皮膚炎がありますが、ストレスがたまると確実に悪化するのを実感します。

③食生活のバランスを取り、脂質を少なめに、ビタミンB群を多めにする

脂質の多い食べ物には、カルビ肉、ベーコン、マヨネーズ、ケーキなどがあります。ビタミンB群については68～70ページを参照してください。

乳児と成人の違いに要注意

脂漏性皮膚炎には、生後3カ月くらいの乳児に発生するものと、成人に発生するものがあります。乳児の場合は自然治癒することが多いのですが、成人の場合は再発をくり返しながら慢性化することがあります。完治させるには、皮膚科専門医に相談しながら治療を進めるのがよいでしょう。

乳児の脂漏性皮膚炎は、黄色いベタベタな皮脂が頭皮に張りつき、脂っぽいフケが

出ます。おでこにひっかき傷がある乳児がよく来院しますが、これは、おでこがかゆいのではなく、頭がかゆいけれど手が届かず、おでこをひっかいているのです。

私が行っている乳児の皮脂とフケを取り除く最も効果的な方法をお教えしましょう。

①入浴30分前に、ビタミンAを含むザーネ軟膏を頭皮を覆うようベッタリと塗る
②30分後、軟膏を洗い流すようにシャンプーをしてあげる
③すると鱗《うろこ》のようになった皮膚がきれいにはがれ落ち、できたばかりの赤みの強い皮膚がのぞく。そこに医師から処方されたステロイド外用薬をつけて炎症を抑える

例2 何度シャンプーしてもフケが出てかゆい時は？

【推定】シャンプーのしすぎ。またはすすぎ不足

「毎日2回、休日には3回シャンプーしているのにフケが止まらず、頭がかゆい。なぜ？」と来院した40代の男性がいました。

シャンプーも、フケ取りタイプ、天然素材タイプ、アミノ酸系タイプなど、さまざまな種類を試したそうですが、まったく改善しないといいます。

【原因】

この男性の場合、フケとかゆみが止まらない原因は、シャンプーのしすぎでした。過剰な皮脂は、フケやかゆみの原因になることがあります。しかし、適度な皮脂は、水分の蒸発を防ぎ、頭皮を保護するのに不可欠です。

体の中で最も皮脂腺が多い部分とはいえ、過剰なシャンプーで皮脂をごっそり取ると、頭皮は乾燥してしまいます。汗や整髪料などの刺激に敏感になり、かゆみが生まれるのです。1日に何度もゴシゴシこすることで頭皮が傷つけられ、それがかゆみとなっている可能性もあります。洗いすぎによって頭皮の角質層の健康が損なわれ、表皮細胞が塊《かたまり》のままパラパラとはがれ落ち、フケに見えていたのです。

こうした人は、シャンプーの回数を減らすだけで、かゆみとフケが治まります。

フケとかゆみの原因として、もう1つ考えられるのが、**洗髪後のすすぎ不足**です。頭皮に残ったシャンプーやコンディショナーなどの成分がかゆみの原因になります。

美容の常識は非常識

ここで、正しいシャンプーの5カ条を覚えておきましょう。

①シャンプーのしすぎに注意

乾燥肌の人は1日おきにします。シャンプー→お湯のみ洗い（52ページ参照）→シャンプー→お湯のみ洗いのサイクルです。

②シャンプー剤は低刺激性のものを選ぶ

③シャンプー剤はよく泡立て、泡で洗う

④洗う時には決して爪を立てない。指の腹でやさしくマッサージする

⑤シャンプー剤やトリートメント剤を残さないように、しっかりすすぐ

⑤については、「美容では、トリートメントは軽くすすぐのが常識です。商品の使用法に軽くすすいでくださいと書かれています！」と言う人がいますが、**その常識が実は、非常識**なのです。トリートメント成分を髪の毛に残す必要はありません。なぜならトリートメントは、髪の内部に成分を浸透させて髪の質を整えるものだからです。

「トリートメントは完全にすすぎ落とす」——これが正しい常識です。

そして**「体は上から下に洗う」**のが私のお勧めです。

・まずシャンプー（トリートメント）をして、よくすすぐ

すすぎの基準は次の3つです。「指に髪の毛がひっかかり出す瞬間まですすぐ」「髪

にぬめりを感じなくなるまですすぐ」「背中などがヌルヌルしなくなるまですすぐ」

・次に体を洗って、頭から再びすすぐ

・最後にもう1度、頭から下へと全身をすすぐ

シャンプーは石鹸よりも洗浄力が強いので、こうすることで、頭にすすぎ残しがないようにするのです。

なお、頭皮の皮膚病で外用薬を処方された場合は、シャンプーのあと、頭皮がまだ濡れているうちに塗布しましょう。頭皮が湿っているほうが浸透がいいのです。

軽くタオルドライ→外用薬→ドライヤーの順です。

例3 フケが出てかゆく、ごっそり毛が抜ける時は？

【推定1】しらくも

「パラパラと大量のフケが出てかゆい」「白っぽいかさぶたができる」「大量に毛が抜ける」という症状がそろった時は、頭の水虫であるしらくも（頭部白癬）の可能性があります。水虫の原因である白癬菌は、頭に寄生することもあり、これを医学的には

「頭部白癬」といい、一般的には「しらくも」と呼んでいます。
しらくもはフケやかゆみは脂漏性皮膚炎などの症状と共通しますが、髪の毛が抜けやすくなる点が大きな違いです。

【症状】

白癬菌が頭皮などの角質層、あるいは手足の爪などで繁殖する「浅在性白癬《せんざいせいはくせん》」も困りものですが、真皮や皮下脂肪組織などの深部に侵入して「深在性白癬《しんざいせいはくせん》」になってしまうと、さらにやっかいです。
頭部の場合、白癬菌は毛穴の奥へと入り込み、非常に治りにくい「ケルズス禿瘡《とくそう》」になることもしばしばです。脱毛は、ケルズス禿瘡のためだと推察されます。

【対処法】

しらくもは自然に治ることはありません。皮膚科専門医で白癬菌の有無を検査して、しらくもだとわかったら、抗真菌薬で治療をします。**慢性化したり、治療が不適切だったりすると、毛根が破壊されて二度と毛が生えてこなくなる可能性もあります。**思い当たる場合は「ちょっとかゆいだけ」と侮《あなど》らず、早目に治療しましょう。
また、ネコに寄生しやすい白癬菌がいることも知っておきましょう。感染したネコを飼っていた場合、人間が感染することもあります。このように、同じ病原体によって、人と動物の両方が病気になる感染症を「人獣共通《じんじゅう》感染症」といいます。

【推定2】乾癬

「最近、髪の毛がすごく抜ける」と感じた30代の男性がいました。そして「これは男性型脱毛症（思春期以降に髪が薄くなっていく男性特有の症状）に違いない」と自己判断し、育毛剤を使い始めたのです。

ところが、2カ月ほどして理髪店で「頭に分厚いかさぶたがついてますよ」と言われます。育毛剤が合わなくてかぶれたと思い、次々と育毛剤を変えますが、脱毛は止まりません。フケやかゆみも強くなったので、当クリニックに来院したのでした。

見ると、頭皮のかさぶたは厚い鱗のようになり、地肌は真っ赤です。かゆいためにしじゅうかくのでしょう。ひっかき傷も多数あります。

男性に、「私の脱毛症は治りますか？」と聞かれ、私は、「この症状は乾癬です」とじっくり説明したのです。

男性型脱毛症では、頭皮に炎症は起こりません。激しい炎症があって脱毛するのは、乾癬の可能性があり、男性だけでなく女性も脱毛に悩まされることがあります。

【症状】

乾癬の患者さんの約8割が「尋常性乾癬」と呼ばれる病状で、皮膚が赤く盛り上がり、表面が銀白色の鱗のようになってはがれ落ちます。強いかゆみを伴うことが多く、頭、背中、お尻、ひじなど外的な刺激を受けやすい部位に多く発生します。

【原因】

原因ははっきりとはわかっていません。遺伝的な要因に、不規則な生活やストレス、肥満などの環境因子が加わり、発症すると考えられています。人にうつしたり、人からうつったりすることはありません。

【対処法】

治療には大きく4つの方法があります。「外用療法」「光線療法」「内服療法」「生物学的製剤による治療」です。日常生活では、かいたり、かさぶたをむしったりせず、皮膚への刺激を避けましょう。また、風邪などの感染症に気をつけて体調管理をしてください。

乾癬については、第5章の290ページも参照してください。

フケの正体は2つある

フケの悩みで受診する方は、実は少なくありません。

「フケで受診?」と思うかもしれませんが、洗髪や生活習慣を改善してもよくならない場合や、かゆみを伴う場合、症状がひどい場合は受診して、皮膚病でないかどうかを確認したほうがいいと思います。脂漏性皮膚炎やアトピー性皮膚炎、乾癬、接触皮膚炎の可能性もあるからです。当クリニックでは、頭皮の状態に合ったシャンプーの紹介もしています。

また、フケには乾性と脂性《しせい》の2種類があることを覚えておきましょう。2種類とも量などは体質(肌質)や、ストレス、睡眠不足といった生活環境に左右されます。

【乾性フケ】

特徴は、細かくカサカサしていることです。よく見ると薄っぺらい形をしています。肩にパラパラと落ちていることが多いので目立ちます。

原因は、頭皮の乾燥です。その背後にはシャンプーのしすぎやすすぎ不足による頭皮環境の悪化、あるいはアトピー性皮膚炎などの皮膚病が潜んでいることがあります。

【脂性フケ】

特徴は、湿り気があってベタベタしていることです。不規則な塊になって、髪の根元によくくっついています。頭皮全体も脂っぽいことがしばしばです。

原因は、皮脂の増加です。その背後には、髪を洗わずに寝る習慣や、ビタミンB_2群の欠乏、脂漏性皮膚炎などの皮膚病が潜んでいることがあります。

例4 ヘアカラーを変えてないのにかゆくなった時は？

【推定】 接触皮膚炎（かぶれ）

接触皮膚炎の疑いがあります。

原因となる物質が肌にふれてかぶれ、時に強いかゆみを伴うのが接触皮膚炎です。頭皮の場合、原因の多くはヘアカラーや育毛剤、整髪料などです。成分が肌に合わないため、炎症を起こしてしまうのです。

【注意点】

注意することが2つあります。

1つは、ヘアカラーによるかぶれは、見落としやすいことです。

なぜか「カラーリングする時は頭や顔がチクチクしてかゆくなるのが普通。ヘアカラーとはそういうもの」と思い込んでいて、かぶれていることに気づかない人が結構いるのです。がまんして使い続けると、最初は頭皮の一部だったかゆみや湿疹が、やがて頭全体に及び、ひどくなると顔や首、全身に広がることもあります。これを、「自家感作性皮膚炎」といいます。

もう1つは、同じヘアカラーや育毛剤、整髪料などを使い続けている場合、「今まで大丈夫だったのだから、これが原因であるはずがない」と思い込んでしまいがちなことです。

接触皮膚炎は、原因物質にふれたらすぐに発症するとは限りません。最初はなんともなくても、使い続けているうちに体が異物とみなすようになることがあります。体は異物を排除しようと反応し始め、アレルギー性接触皮膚炎になるのです。

そうなると、長い間使ってきただけに抗体がたくさんできており、強いアレルギー反応が起こり、強烈なかゆみが発生します。**「長い間使い続けているものほど危ない」と覚えておきましょう。**

【対処法】

使っているヘアカラーや育毛剤、整髪料などを変えることです。皮膚科専門医に相談すれば、かぶれの原因成分を特定して、最適のものを推奨してくれるでしょう。

例5 子供が集団で頭をかゆがる時は？

【推定】アタマジラミ

アタマジラミと推定されます。

「今どき、シラミ？」と驚くかもしれません。しかし、**アタマジラミは保育園や小学校で大流行し、大騒ぎになることが近年は増えている**のです。若い親にシラミの知識がないこと、薬剤に強いシラミが出現したことなどが要因だといわれています。

アタマジラミは人に寄生するヒトジラミの一種で、体長２～４㎜、髪にくっついて、生えぎわに白く光った卵を産みつけます。

小さな子供は頭をゴッツンコさせて遊んだり、集団で昼寝をしたり、帽子やタオルを共有したりすることが多いため、感染しやすいのです。

ある時、小学生の子供が「頭がかゆい」と来院しました。見ると、毛髪に細かいフケ状の白いかさぶたが、たくさんくっついています。しかし、本人とお母さんの両方に話を聞いても、特に不潔にしているわけではありません。洗いすぎでもないようです。

そこでフケを顕微鏡で検査すると、原因はアタマジラミでした。

2日後には、3歳年上の姉も「頭がかゆい」と来院します。原因は、やはりアタマジラミです。姉妹は一緒に寝ていて、枕カバーの洗濯は週1回。枕を通じて姉妹の間でアタマジラミがうつったのです。

アタマジラミの卵は髪毛にしっかりとくっつき、フケのように簡単にはパラパラと落ちません。成虫が見つかれば診断は容易ですが、卵だけの時はフケとの区別がつきにくいことがあります。疑わしい場合は皮膚科専門医で顕微鏡検査を受けてください。

【対処法】

治療はフェノトリンという成分を含むシャンプーを用いるのが有効です。患者だけでなく、家族全員が治療を受けるようにしましょう。

2 目のかゆみ——こんな可能性がある

花粉の飛来する時期に目がかゆい時は、花粉症や花粉皮膚炎が疑われます。近年では、中国から飛んでくる黄砂《こうさ》による黄砂症も増えていて注意が必要です。かゆみが通年であれば、アレルギー性結膜炎かもしれません。目薬を使っている方なら、目薬によるかぶれの可能性があります。

例1 花粉の時期に目がかゆい時は?

【推定】 **花粉症**

誰でも考えるように、花粉症が疑われます。

花粉症はアレルギー疾患の1つです。花粉が鼻や口、目の粘膜などから体内に侵入

花粉の飛散時期

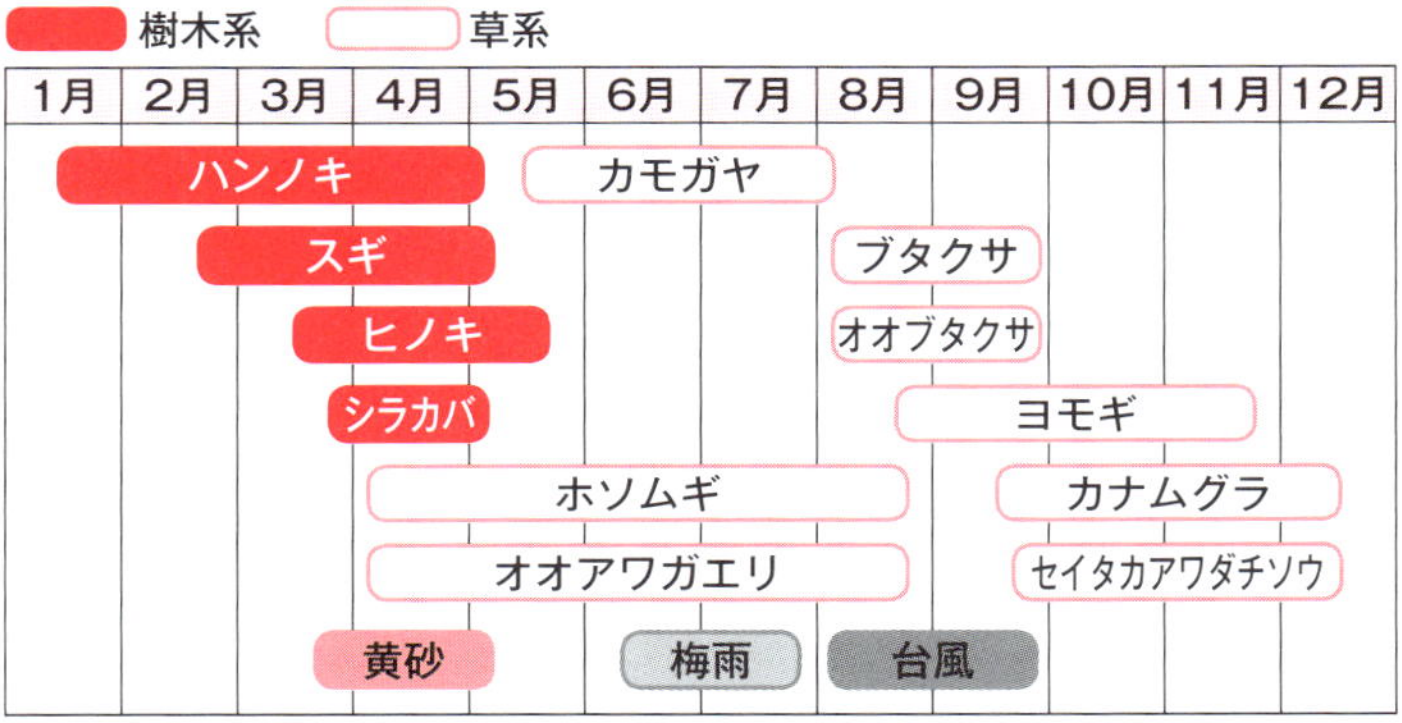

花粉症のメカニズム

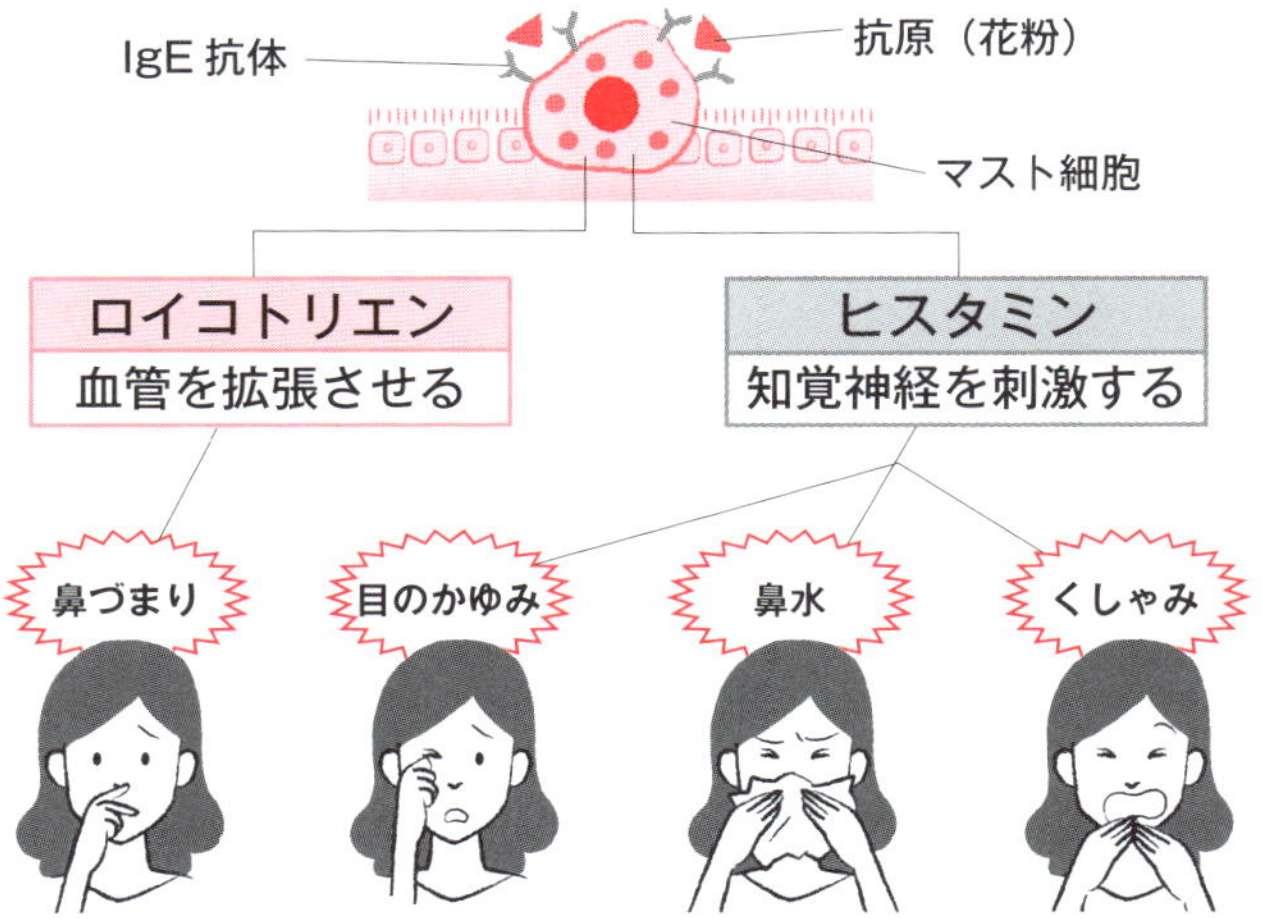

し、体が花粉をアレルゲンとみなすと、IgE抗体がつくられます。IgE抗体はマスト細胞にくっつき、ヒスタミンやロイコトリエンといった化学伝達物質を放出させます。このヒスタミンが知覚神経を刺激して、目のかゆみや鼻水、くしゃみを引き起こすのです。

また、ロイコトリエンは血管を拡張させ、粘膜を腫れさせて、目の腫れや充血、鼻づまりを誘発します。

例2 花粉の時期に目の上まぶたが特にかゆい時は？

【推定】花粉皮膚炎

花粉症の時期に、目の上まぶたが特にかゆい場合は、アレルギー疾患の1つである花粉皮膚炎かもしれません。

目のまわり、特に上まぶたは、人間の皮膚の中で最も薄く、また乾燥している部分です。そこから花粉が直接侵入することによって皮膚がかぶれるのです。

本来は花粉のような大きな物体は皮膚のバリア機能でハネ返されるのですが、バリアが弱まると、まぶたや顔といった皮膚が薄くて露出した部位にかぶれが出るのです。
花粉症でなくても花粉皮膚炎になる人も少なくありません。

夜の洗顔を習慣に

「花粉症や花粉皮膚炎の目のかゆみは、かけばかくほど耐えがたくなります。なぜですか？」とよく聞かれます。大まかに3つの理由があります。

①軸索《じくさく》反射が起こるため（166ページ参照）

②かきこすると、花粉をさらに皮膚に押し込むことになるため

③寝ている間に無意識にかいて炎症を起こしているため

20代の男性が、花粉皮膚炎で来院しました。顔の湿疹にはステロイド外用薬を処方し、かゆみが強いので、抗ヒスタミン薬も飲んでもらいました。

ところが、いっこうに治りません。

そこで、帰宅後の生活習慣を詳しく聞いてみました。すると、「疲れて帰るのでパジャマに着替えてから夕食を食べ、処方された薬を顔に塗って寝ます。そして朝、シャワーを浴びて出かけます」と言います。

「夜は顔を洗わないの？」と尋ねると、「洗いませんよ～。女性のようにメイク落としをする必要もないですし」という答えです。朝にシャワーを浴びるのだから、洗顔せずに寝ていいと思っていたのです。

これでは、寝る前に薬を塗っても、それは、顔についた花粉を薬で皮膚に塗り押し込んでいることになります。②と同じようなことを毎晩やっていたのです。

そこで、「家に帰ったら顔を洗う」ことを指示し、「朝にシャワーを浴びたあとは、化粧水で保湿してワセリンを薄く塗る」という肌活を始めてもらいました。

すると、あっという間に湿疹とかゆみが止まり、再発もしなくなったのです。

例3 花粉症ではないのに、季節になると目がかゆい時は？

【推定】黄砂症

近年、急増しているのが、黄砂《こうさ》によるかゆみです。

中国の砂塵が海を越えて日本まで飛んでくる黄砂は、昔からの自然現象です。また、黄砂自体はケイ素やカルシウムなどからなる普通の砂にすぎません。

しかし、それがさまざまな有害物質で汚染されると、健康被害が大きくなります。工場の煤煙《ばいえん》、車の排気ガス、超微粒子ＰＭ２・５などです。

【原因】

汚染された黄砂が体内に入ると、目や鼻、気道などの粘膜が傷つけられ、さまざまな免疫細胞が傷口に集まってきます。免疫細胞はＩｇＥ抗体をつくり、免疫反応が強くなるのです。また、傷ついた粘膜はアレルゲンが入りやすくなります。そこに花粉が入ってくるとヒスタミンの分泌が増え、花粉症の症状が悪化するのです。

したがって、**黄砂症は花粉症と同じように、目がかゆい、鼻がムズムズする、喉がかゆい、咳が出るなどの症状になります。**

黄砂の飛来時期は、スギ花粉が多く舞う３～５月と重なります。黄砂は、花粉症の症状をいっそう悪化させ、花粉症でない人にも花粉症と似た症状をもたらす、やっかいな存在なのです。

【対処法】

黄砂やＰＭ２・５は、粒子が非常に細かいのが特徴です。

たとえばスギ花粉が直径約30～40ミクロンなのに対し、黄砂は約４ミクロンといわれ、ＰＭ２・５は文字通り２・５ミクロン以下です。

そのため、マスクで防ぐには専用のものを使うといいでしょう。**市販品では「N95」とか「N99」と表示されていれば安心です。**米国労働安全衛生研究所の規格をクリアした微粒子用マスクだからです。Ｎ95は、試験に使う粒子の95％をカットすることを、Ｎ99は99％カットできることを示しています。

しかし、せっかく高品質のマスクを装着しても、鼻や顎《あご》とマスクの間に隙間があると、効果が低減してしまいます。顔にフィットするマスクを選んでください。

また、Ｎ95やＮ99マスクは、決して安いものではありません。そこで、「普通の紙マスクの内側にウエットティッシュを折りたたんで挟み込む」「普通の布マスクの上に普通の紙マスクをする」といったマスクの使い方をしてみましょう。私はそれで十分に効果があると思っています。

花粉・黄砂を遠ざける方法

花粉も黄砂も、飛散状況を確認できるサイトがあります。外出前に確認し、多い日は外出を控えることも必要です。また、次のような工夫によって、花粉や黄砂を身の回りからできるだけ排除しましょう。
・洗濯物を外に干さない
・こまめに室内の掃除をする
・空気清浄機を使用する

例4 季節を問わず目がかゆい時は？

【推定】アレルギー性結膜炎

花粉や黄砂の季節を問わず目がかゆい場合は、アレルギー性結膜炎の可能性があります。アレルギー性結膜炎も花粉症と同じアレルギー疾患ですが、アレルゲンは、ダニ、ホコリ、カビ、ペットのアカ（皮屑《ひせつ》）などさまざまです。

目は、アレルギー症状が出やすい部位の1つといえます。なぜなら、**まぶたの裏と眼球の表面を覆っている粘膜である結膜は外界に直接さらされていて、アレルゲンが侵入しやすい**からです。

アレルギー性結膜炎の治療には、抗アレルギー薬や、ステロイドなどが配合された目薬をさすのが一般的です。

例5 目薬をさしているのに目がかゆい時は？

【推定】 **目薬かぶれ**

「目薬をさしているのに」ではなく、「目薬をさしているから」目がかゆいのかもしれません。

花粉症のかゆみを抑えるために目薬を頻繁に使う方が増えています。また、スマートフォンやパソコンの長時間使用で目を酷使し、涙の減少によって目の健康が損なわれる「ドライアイ」になり、目薬を常用する方も多数に及びます。そういう事情もあって、目薬によるトラブルが増えているのです。

目薬を使って症状がよくならなかったり、目や目の周囲にかゆみや赤みが生じたら、いったん中断して皮膚科専門医に相談してみましょう。目薬が医師に処方されたものか市販のものかは問いません。

【原因】

目薬でかゆくなったり赤くなったりするおもな原因は、配合されている防腐剤、または薬剤成分によるかぶれです。

目薬の種類は多いですが、防腐剤の種類は少なく、ベンザルコニウムという消毒薬が、目薬全体の約8割に配合されています。ベンザルコニウムは、防腐作用は強力ですが、かぶれやすいという欠点があるのです。

防腐剤がまったく入っていない目薬もありますが、開封したら約1週間以内に廃棄しなければならず、使い切りタイプとなります。

一方、目薬に含まれる薬剤は、抗菌成分、抗アレルギー成分、充血除去成分、消炎成分などがあり、かぶれの原因物質は多岐にわたります。

【注意点】

「目のまわりのかゆみがひどく、どこに行っても治らない」と、30代の女性が来院しました。

彼女は、当クリニックに来るまでに5つ以上の眼科医や皮膚科医の診察を受け、10種類以上のかゆみ止めの目薬や軟膏を処方されていました。そして、それらをすべて併用していたのです。

「とりあえず全部つけておけば、どれかで治るだろう」という自己判断でした。

私は「これは、薬によるかぶれもあるだろう」と、いったんすべての薬をやめることを提案しました。

すると、1週間もしないうちに、かゆみがすっかり治ったのです。

彼女は極端な例かもしれません。でも、**複数の目薬を同時に使い、成分にかぶれてかゆくなっている患者さんは決して少なくない**のです。

どんな目薬でも、人によっては合わないことがあります。しかし、ほとんどの方は、「薬が原因のはずがない」と思い込み、合わない目薬を使い続けます。そして、かゆみを悪化させているのです。目のかゆみがひどくなる時は、使っている目薬が原因である可能性も考えてみてください。

なお、目薬は点眼すると下まぶたに落ちるため、目薬が原因の場合は、下まぶたに症状が出やすくなることも覚えておきましょう。

3

耳と鼻のかゆみ――こんな可能性がある

耳たぶや耳のまわりがかゆい時は、耳鼻咽喉科ではなく皮膚科に行くのが適しています。耳の穴でも、のぞけば外から見える「外耳道《がいじどう》」がかゆい時は、皮膚科の担当となります。

これに対して、外から見えない「中耳《ちゅうじ》」（鼓膜《こまく》と内耳《ないじ》の間）と、最も奥にある「内耳」は、耳鼻咽喉科の範疇《はんちゅう》です。

耳がかゆい時に疑われるのは、花粉症、外耳道真菌症、耳切れ、アトピー性皮膚炎などです。ピアスやイヤホン、補聴器、整髪料のかぶれである可能性もあります。

鼻がかゆい時は、アレルギー性鼻炎、血管運動性鼻炎（寒暖差アレルギー）、鼻前庭炎、乾燥性鼻炎、鼻のほじりすぎなどが疑われます。

例1 耳のまわりも奥もかゆい時は?

花粉症の症状の1つに、耳のまわりや外耳道がかゆくなったり、耳のもっと奥のほうにかゆみが生じたりすることがあります。

【推定】花粉症

耳と鼻・喉は、奥のほうで1つにつながっています。そのため、鼻や口から侵入した花粉が、耳管《じかん》という器官を経由して耳の奥にまで行き、かゆみを起こすのです。

耳の奥のほうのかゆみは、専門医に診察してもらうのが一番だと思います。

30年以上もスギ花粉症に悩んでいた60代の女性がいました。

市販の抗ヒスタミン薬でしのいできましたが、近年、耳のかゆみが悪化してきました。綿棒や耳かき、時には爪でかきむしるため、外耳道に傷がついて痛みを感じるほどになってしまいました。

そこで彼女は、花粉対策のメガネ、マスクを装着し、顔と首には厚くファンデーションを塗り、耳栓をするという徹底的な花粉対策を始めました。

耳の構造

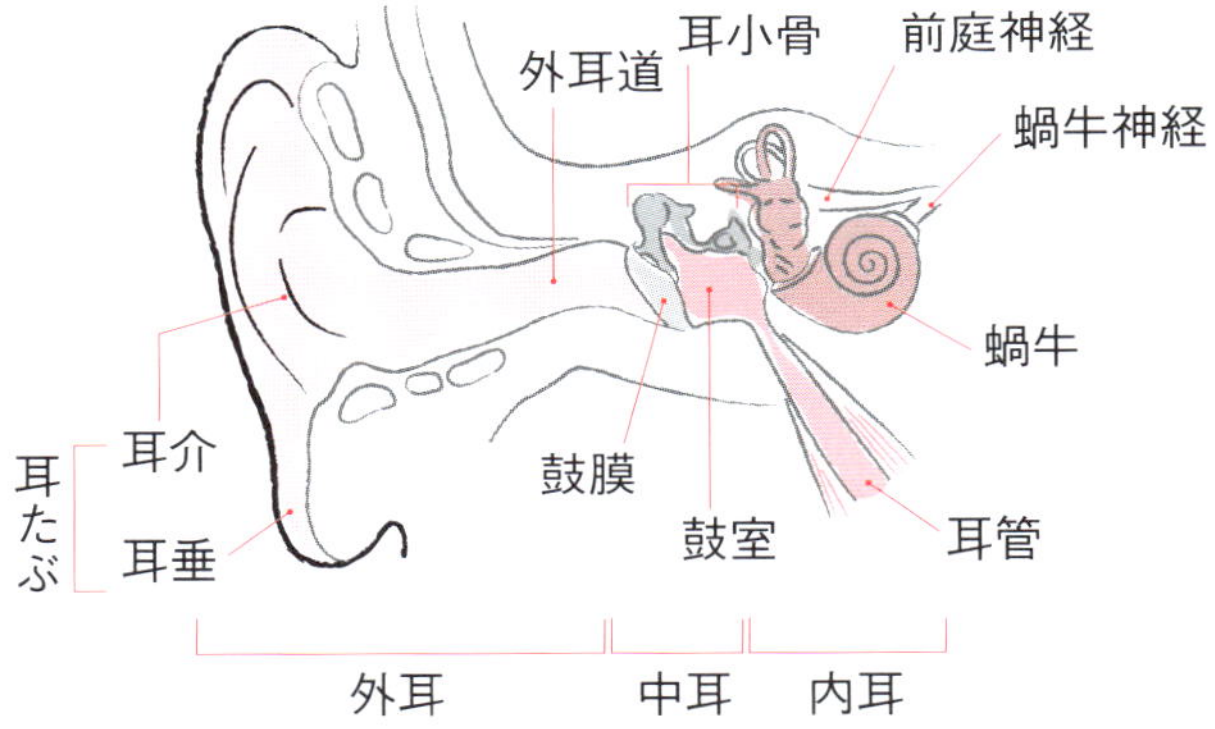
外耳道
耳小骨
前庭神経
蝸牛神経
蝸牛
耳介
耳たぶ
耳垂
鼓膜
鼓室
耳管
外耳
中耳
内耳

鼻の構造

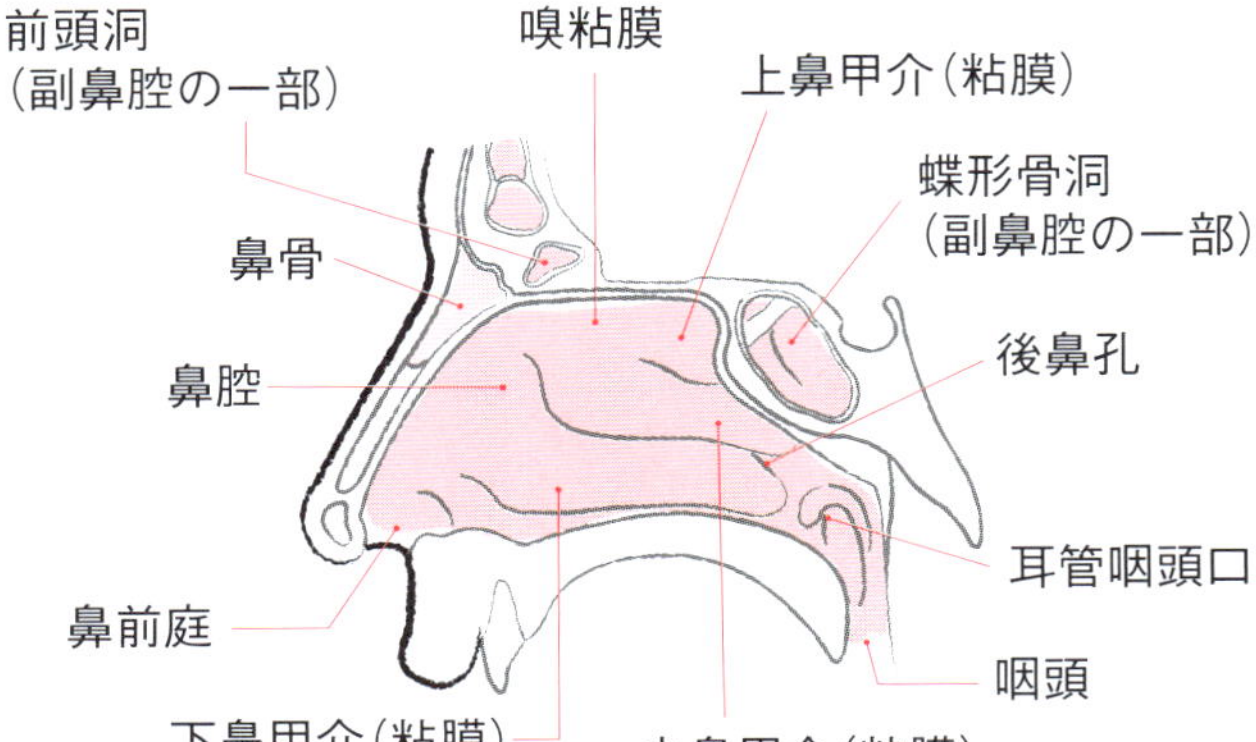
前頭洞
(副鼻腔の一部)
嗅粘膜
上鼻甲介(粘膜)
蝶形骨洞
(副鼻腔の一部)
鼻骨
鼻腔
後鼻孔
耳管咽頭口
鼻前庭
咽頭
下鼻甲介(粘膜)
中鼻甲介(粘膜)

ところが、そこまでしても、耳のかゆみだけは止まりません。ある時、今まで感じたことのない激しいかゆみに襲われて、来院したのです。

調べると、外耳道の傷が細菌感染を起こし、部分的に膿《う》んでいました。耳の入り口は、花粉がこびりついた耳栓の長時間使用によるかぶれとただれ、花粉皮膚炎も起きていたのです。

そこで、感染は抗生物質の内服と外用で対処するとともに、外耳から耳の入り口に至る炎症には、ステロイド外用薬と、**「点耳薬」という耳にたらすステロイド外用液剤**を併用しました。

さらに、かくことと耳栓をやめてもらい、抗ヒスタミン薬でかゆみを止めながら、清潔な綿棒で保湿をくり返してもらいました。どうしてもかゆい時は、保冷剤を当てて冷やすのです。

こうして彼女は、耳の花粉症の苦しみから解放されたのでした。

花粉症がほかのアレルギーを悪化させた時は？

なお、花粉症の症状が強いと、アトピー性皮膚炎や蕁麻疹といったほかのアレルギー疾患のかゆみが悪化する例が多くあります。しかし、心配はいりません。

私は患者さんに、こう説明しています。

「花粉症で高ぶったアレルギーが、ほかのアレルギー症状を引っ張り上げているのです。だから花粉症だけでなく、ほかのかゆみの治療も同時にしましょう。そうすれば、徐々に、すべてのアレルギーによるかゆみが治まっていきます」

例2 かゆくて耳の穴が白っぽい時は？

【推定】 外耳道真菌症

耳がかゆくて、耳の穴をのぞいて見ると、中に白いものがある場合、外耳道真菌症の可能性があります。

「耳がかゆくて家族に見てもらうと、耳の穴の中に酒粕《さけかす》のようなものがあるんです」

と来院したおばあちゃんがいました。

「酒粕のようなもの」の正体は、カビでした。おばあちゃんは、毎日、時間をかけて耳掃除をしすぎていたのです。しょっちゅう耳かきをしていると、耳の穴にこまかい傷がつきます。その傷口に真菌が感染して、かゆみが出たのです。

カビの存在の有無は、皮膚科で顕微鏡検査を行えば、すぐにわかります。

例3 耳たぶや耳のつけ根、耳のうしろがかゆい時は？

【推定】かぶれ、アトピー性皮膚炎、脂漏性皮膚炎、耳切れ

耳たぶがかゆい場合は、イヤリングやピアスなど、耳たぶにふれるアクセサリーによる金属アレルギーを疑います。

また、耳の穴の入り口がかゆい時は、イヤホンや補聴器などにかぶれていることが多いものです。

どちらにも無縁な場合は、整髪料などによるかぶれの可能性があります。

また、耳たぶのうしろや耳のつけ根によく発生するのが、アトピー性皮膚炎によるかゆみです。

耳のうしろに湿疹ができたら、かぶれの可能性が高いでしょう。シャンプーのすすぎ残しや髪の毛による刺激が原因であり、比較的、女性に多く見られます。

耳のうしろに赤みをおびたふくらみや、フケ状にむけた皮膚などが現れ、かゆみを感じたら、たいていは脂漏性皮膚炎です。耳のうしろは、意外に皮脂の分泌が多いところだからです。

これに関連して、「耳切れ」という症状があります。花粉症やアトピー性皮膚炎、あるいは乾燥や髪・服などの刺激でかゆくなった耳たぶを引っ張ってしまうことで、耳たぶの下のほうにひび割れが起こり、ジュクジュクしてしまうのが耳切れです。赤ちゃんに多いのですが、大人にも結構起こります。

軽い場合は肌活で治ることもありますが、皮膚科専門医に相談するのが賢明です。

例4 お酒を飲むと鼻がかゆくなる時は？

【推定】 **アレルギー性鼻炎**

鼻のかゆみで一番多いのがアレルギー性鼻炎です。ダニやハウスダストなどのアレルゲンを排除しようとする免疫が過剰に働くために起こる症状です。ムズムズするかゆみや、くしゃみ、鼻水、鼻づまりなどの症状が出ます。

「お酒を飲むと鼻が異常にかゆくなって、くしゃみが止まらなくなるのだが」と、40代の男性が来院しました。

しかし、アルコールのアレルギーはありません。

問診していくと、お酒を飲むと必ず症状が出るわけではないことがわかりました。一流レストランでは症状は起きず、自宅で飲んでも症状は軽め。なのに行きつけの居酒屋だと必ずかゆくなる。つまり、**お酒を飲む場所が原因だった**のです。

なぜでしょうか。お酒を飲むと、アルコールの作用で毛細血管が拡張します。鼻粘《びねん》膜《まく》の毛細血管のまわりにあるかゆみ神経が過敏になり、しらふではなんともないアレルゲンに激しく反応して、鼻がかゆくなるのです。

一流レストランには、アレルゲンとなるハウスダストはほとんど舞っていません。自宅でも少なめです。ところが、彼の行きつけの居酒屋は、ハウスダストもダニもいっぱいの環境だったのです。喫煙者も多く、タバコの煙も刺激となっていたようです。

自分でできる対策としては、できるだけアレルゲンを避けることでしょう。専門的な治療に関しては、皮膚科専門医に相談をするのがいいと思います。

なお、花粉症もアレルギー性鼻炎の一種です。

花粉症は、花粉飛散期だけに起こることから「季節性アレルギー性鼻炎」とも呼ばれます。それに対して、アレルゲンが一年中身のまわりにあるダニやハウスダストなどの場合は「通年性アレルギー性鼻炎」と呼ばれます。

例5 アレルギーでないはずなのに鼻がムズムズする時は？

【推定】 **血管運動性鼻炎（非アレルギー性鼻過敏症）**

アレルギーはないはずなのに、鼻がムズムズしてくしゃみが止まらない、かゆい、鼻がつまる、鼻水が出るなど、アレルギー性鼻炎に似た症状が出る場合があります。

その場合は、血管運動性鼻炎が疑われます。

アレルギーではないので、目の症状が出ないことが特徴の1つです。

もう1つの特徴は、検査をしてもアレルギー抗体が見つからないことです。ただし、すべてのアレルゲンをスクリーニングして陰性であることを証明するのは容易ではありません。通常は、主要なアレルゲンが陰性ならば血管運動性鼻炎と診断しています。

原因は特定されていませんが、気温差が引き金になって発症することも多いため、環境の変化が鼻の自律神経に働きかけているのではないかと考えられています。

例6 鼻水が止まらず鼻の穴が猛烈にかゆい時は？

【推定】 **鼻《び》前《ぜん》庭《てい》湿疹・鼻前庭炎**

鼻の症状の中で特に強烈なかゆみを感じることがあるのが、鼻の穴の入り口の部分に起きる鼻前庭湿疹と鼻前庭炎です。

【原因】

風邪やアレルギー性鼻炎、副鼻《ふくび》腔炎《くうえん》などで鼻水が常に出ていると、その刺激で鼻の穴の入り口が炎症を起こし、湿疹ができてかゆみが生じます。これが鼻前庭湿疹で、強いかゆみが生じます。皮膚の弱い子供や赤ちゃんは、鼻風邪を引いただけで発症することもあります。

鼻前庭炎は、鼻の穴の入り口の部分をこすったりひっかいたり、鼻毛を抜いたりして粘膜が傷つき、そこから黄色ブドウ球菌などの細菌が侵入して起きる炎症です。鼻前庭湿疹を放置したために鼻前庭炎に移行することもあります。

【対処法】

鼻前庭湿疹の原因は鼻水が常に出ていることですから、鼻炎や副鼻腔炎の治療を優先すべきでしょう。

鼻前庭炎はステロイド外用薬や抗生物質を含む軟膏などによる治療が必要になりますから、耳鼻科専門医の診察を受けましょう。

私も大学生時代に鼻前庭炎になったことがあるので、このかゆみのつらさはよくわかります。アレルギー性鼻炎（花粉症）→鼻前庭湿疹→鼻前庭炎と移行したのです。

スギ花粉症のために、当時の固いゴワゴワのティッシュで鼻をかんでいたところ、鼻の入り口が赤く腫れてかゆくなりました。２週間放置していると、今度は痛がゆくなりました。鼻が腫れぼったくなり、鼻水に血が混じるようになったのです。

あわてて皮膚科を受診したら「鼻の入り口におできができている。数日遅かったら切開が必要だった」と言われました。花粉症の内服薬、ステロイド外用薬と抗生物質を含む軟膏によって数日で症状が治まりましたが、その時のつらさから、鼻がかゆいと感じたら、早めに「皮膚科専門医」を受診するべきだと思っています。

鼻の入り口付近の皮膚は、とても敏感です。指先などでいじらず、清潔にしておき

ましょう。また、鼻毛は抜かずに、鼻毛カッターや先端が丸い鼻毛専用のハサミで、粘膜を傷つけないように処理しましょう。

例7 空気が乾燥すると鼻の中がムズムズ突っ張る時は？

【推定】ドライノーズ（乾燥性鼻炎）、または鼻のほじりすぎ

涙が減少するドライアイや、唾液《だえき》が不足するドライマウスはよく知られていますが、ドライノーズというのもあります。

【症状】

鼻の粘膜が乾いてムズムズします。鼻の中のかゆみ、突っ張る感じ、鼻をかみたいけど鼻水は出てこないという症状も現れます。進行すると鼻水がカピカピに乾いてかさぶたのようになり、無理にはがそうとすると、出血や炎症の原因になります。

鼻の中の粘膜は湿っているからこそ、塵《ちり》やウイルス、細菌などの異物をからめ取り、体内への侵入を防ぐことができるのです。粘膜が乾燥してしまうと、異物が侵入して感染症にかかるリスクが高くなってしまいます。

【原因】

おもな原因は、空気の乾燥です。また、鼻をスッキリさせたいとティッシュで掃除したり、指でほじりすぎたりする人もドライノーズになりやすいといわれています。

【対処法】

ドライノーズは、空気が乾燥している冬に多く発生します。しかし、近年ではエアコンの普及により、家や職場でも一年中空気が乾燥する傾向があります。特に、オフィス、飛行機、新幹線といった機密性の高い場所は、季節を問わず乾燥しています。そういう場所に長時間いる場合は、次のような乾燥対策をしましょう。
①マスクに濡らしたガーゼをつけて装着する
②生理食塩水を綿棒につけ、鼻の中にくるくると塗る
鼻粘膜を傷つけないように、やさしく塗ることが大切です。神経質になってあまり頻繁に塗ると、傷つきやすくなってしまいます。
③病院で鼻洗浄用の液体やスプレーを処方してもらう
④加湿器などで湿度を保つ（個人用の小さな加湿器が市販されています）

4 口と喉のかゆみ——こんな可能性がある

口・喉がかゆい時は、花粉症などのアレルギー、風邪の引き始め、寒暖差アレルギー、口腔《こうくう》アレルギー、口なめ皮膚炎、口腔カンジダ症などが疑われます。

例1 喉がかゆい時は？

【推定】花粉症などのアレルギー、または風邪の引き始め

喉のかゆみの多くは、アレルギーが原因で起こります。

アレルゲンが花粉である場合は、花粉が飛ぶ季節に屋外に出た時などに症状が出ることが多いので、わかりやすいと思います。アレルゲンがハウスダスト、ペット、ダニなどの場合も、そのアレルゲンを吸い込んだ時に喉がかゆくなります。

【対処法】

アレルゲンが「花粉」とか「ダニ」などとわかっている場合は、アレルゲンから、できるだけ遠ざかるのが一番の対処法です。

また、外から帰ってきた時も、部屋にいる時も、こまめにうがいをするのがいいと思います。ただし、ヨードが含まれたうがい薬を頻繁に使うと、ヨード液が口腔や喉の粘膜を傷めることがあります。医師にうがいの頻度を伝え、指示に従いましょう。

室内に空気清浄機を設置するのも効果的です。外出している間も稼働させておくと、帰宅時に空気がきれいになっていることを実感できるでしょう。

【注意点】

アレルギーだと思ったら、風邪の引き始めだったということもあります。喉にウイルスが感染して「喉がかゆい」段階は、風邪の初期。睡眠と、ビタミンなどの栄養を十分に取るといった一般的な風邪対策をしてください。

塩水には抗菌作用や乾燥防止作用があるといわれています。塩水でうがいをしたり、鼻うがいをしたりするのも、鼻の炎症を抑え、喉の痛みもやわらげるために効果的で手軽・安価な方法です。

例2 風呂から上がったとたん、喉がかゆくなる時は？

【推定】 **寒暖差アレルギー**

お風呂から上がったとたんに喉がかゆくなるのであれば、花粉やダニといったアレルゲンが原因物質である可能性は低く、寒暖差アレルギーの可能性が高いと思います。

【原因】

寒暖差アレルギーとは、急な温度変化が原因となってアレルギーのような症状が出ることをいいます。「アレルギー」という名前がついていますが、実際にはアレルギー反応ではなく、自律神経の乱れに伴う反応です。

自律神経は、周囲の環境に合わせて体を自動調節します。寒い場所では血管が収縮し、暖かい場所では血管が拡張します。そのように自律神経が寒さ、暖かさに適切に対応できるのは、だいたい温度差7度以内といわれています。**7度以上の温度差があると鼻粘膜が拡張してアレルギーのような症状が出るのです。**

寒暖差アレルギーは正式病名を血管運動性鼻炎といい、症状の多くは、鼻水、鼻づまり、クシャミなど鼻に出ます（207ページ参照）。

ところが、私も寒暖差アレルギーなのですが、症状が鼻より喉のかゆみとして感じられるのです。患者さんにも同様の人が少なくありません。

特に冬場は、お風呂で温まったあと、室温が低い部屋に戻ると、喉がムズムズとかゆくなります。そのため、風呂上がりはガウンなどの室内着をはおります。

日常的にも常に上着を用意し、着脱して温度差を調整しましょう。マスクを使って冷たい空気が口・喉・鼻に直接入らないようにするのも賢い方法です。

また、体を冷やす食べ物を控えめにし、体を温めるショウガやニンニクなどの食材を多めに食べるのもいいと思います。

例3 食事のあとに口の中がかゆくなる時は？

【推定】口腔アレルギー

特定の果物やナッツ類、野菜を食べたあとに口の中がかゆくなる場合は、食物アレルギーの一種である「口腔アレルギー」の可能性があります。症状は、かゆみ、口腔内の腫れや、しびれなどです。
体のほかの部分にはほとんど症状が現れず、口の中やまわりだけに起こるため、口腔アレルギーと呼ばれています。近年、増加傾向にあるようです。

【原因】

口腔アレルギーは、植物性の食物に含まれるアレルゲンによって発生します。花粉症の人に起きやすい傾向がありますが、それはどちらのアレルゲンも植物であるという共通点があるためです。
一般的に、花粉症のタイプと口腔アレルギーの原因には、次のような相関関係があるといわれています。

- **スギ花粉症……トマトで口腔アレルギーが起きやすい。**
- **シラカバの花粉症……リンゴ、サクランボ、モモ、洋ナシ、イチゴ、ウメ、ニンジン、アーモンド、クルミ、ジャガイモ、ココナッツなどで起きやすい。**
- **ヨモギやブタクサの花粉症……メロン、バナナ、セロリ、ニンジン、ピーナッツなどで起きやすい。**
- **イネ科の植物の花粉症……トマト、メロン、スイカ、ジャガイモ、オレンジ、キウ**

イなどで起きやすい。

怖いのはアナフィラキシー

ある20代の男性は大のリンゴ好きでしたが、ある時、リンゴを食べて15分ほどしたら、唇《くちびる》、舌、口の中や喉がかゆくなりました。驚いているうちに舌や口の中が腫れ、しびれも感じられます。やがて腫れはひどくなって喉が詰まる感じになり、ついには体に発疹とむくみが生じたのです。

安静にしていたら少しずつ症状は治まりましたが、再発が怖く、当クリニックに相談にいらしたのです。

診断結果は「リンゴが原因のアレルギー症状」です。「卵や小麦などのアレルギーは聞いたことがあるけど、まさか果物で」と、彼は驚いていました。

果物のアレルギーには、口の中や口のまわりだけに症状が出る口腔アレルギーと、全身症状を伴う「即時型アレルギー」の2種類があります。この男性は後者です。

即時型アレルギーの人は、アレルゲンにさらされて15分ほどで、呼吸困難や血圧低下、意識障害など生命にかかわるほどの重篤な症状が出る「アナフィラキシー」になる可能性があります。「口がかゆいくらいで病院に?」などと思わず、皮膚科専門医やアレルギー専門医で検査を受けましょう。

そして、アレルギーの原因となる食物を確認し、避けるようにします。

口腔アレルギーのように症状が軽い人は、果物を加熱すればアレルゲンのタンパク質が変性するため、食べても大丈夫になることがよくあります。たとえばリンゴならジャムやアップルパイにすれば、アレルギーが起こりにくくなります。

もっとも、口腔アレルギーの場合も重症化することがありますから、原因となる果物はなるべく避けるのが無難です。

例4 子供の口のまわりに赤い輪ができた時は?

【推定】 **口なめ皮膚炎**

空気が乾燥する季節になると、頻繁に口のまわりをなめる子供が増えます。

あまり頻繁になめていると、唾液にかぶれて唇や口のまわりに湿疹ができ、かゆみが生じることがあります。湿疹は、口のまわりに赤い輪を描いたようにできることもあります。

【対処法】

口のまわりがあまりに赤くなるのでびっくりする親御さんが多いのですが、そう心配することはありません。皮膚科専門医の診察を仰ぎ、弱いステロイド外用薬を使用すれば、すぐに治ります。細菌の感染はないので、抗菌薬を使うことはありません。

また、**昼間に紙マスクを着用させるのもいい**でしょう。口のまわりの湿度が増してかゆみが軽くなり、舌でなめる行為が減るからです。

例5 口の中が白っぽい時は?

【推定】 口腔カンジダ症

口の中、舌、唇などに白いカビが生えているように見える時は、口腔カンジダ症が疑われます。カンジダ菌という白いカビが増殖してかゆくなったのです。

カンジダ菌は、誰の口の中にもいる常在菌です。それが増殖するのは、次のような場合です。

・疲れや体力の衰えで免疫力が落ちている
・長期間ステロイドや抗生物質を使って常在菌のバランスが崩れている
・口の中の衛生状態が悪化している

【対処法】

治療は、医師が処方する抗真菌薬のうがい薬や塗り薬で行います。重症例では抗真菌薬を内服します。

予防には、次の5つを実行して**カンジダ菌が増殖しにくい環境をつくる**ことが大切です。これは、かかったあとの対策としても有効です。高齢者や、病中・病後の方、糖尿病や悪性腫瘍といった持病のある方は、特に注意してください。

①**口腔内を清潔に保つ**（舌磨きも有効です）
②**義歯を清潔に保つ**（カンジダ菌は入れ歯によく繁殖します）
③**口中を乾燥させない**（保湿ジェル・保湿洗口液などを使用しましょう）
④**口腔粘膜を傷つけない**（雑菌が入らないようにするためです）
⑤**長期間のステロイドや抗生物質の服用を避ける**（常在菌のバランスを保ちます）

5 手のかゆみ――こんな可能性がある

手がかゆい時には、手湿疹、カンジダ性指間びらん症、接触皮膚炎、手白癬、掌蹠《しょうせき》膿疱《のうほう》症、汗疱《かんぽう》、異汗性《いかんせい》湿疹、金属アレルギー、しもやけなどが疑われます。

手は、皮膚の中で、最もさまざまなものにふれるパーツです。寒さや暑さなどにもさらされます。そのような要因も考慮することが大切です。

例1 手が荒れてかゆい時は？

【推定】 **手湿疹**

水仕事が多い方で、手がカサカサに乾燥したり、プツプツした発疹や赤みが認められたり、かゆみを感じたりする場合は、手湿疹の可能性があります。

【症状】

手湿疹とは、**手にふれるものの刺激によって、手のひらや指に生じる皮膚炎**です。ひどくなると、皮膚がゴワゴワと硬くなり、角質がはがれ落ち、出血を伴うひび割れが生じる「進行性指掌角皮症《ししょうかくひ》」になってしまうことがあります。

かつては主婦に多かったので「主婦湿疹」とも呼ばれていましたが、最近では子育てをする「イクメン」の来院も増えています。鮮魚店従業員、理美容師、看護師など、頻繁に洗剤や水にふれたり、消毒したりする方にも多い疾患です。

【原因】

原因の多くは、普段使っている洗剤などです。雑巾《ぞうきん》を絞る、頻繁にタオルで手を拭くといった布との摩擦が原因となることもあります。

【対処法】

洗剤は低刺激のものに変え、薄めて使用量も少なめにしましょう。洗剤が手に直接ふれないようにビニール手袋をはめるのも有効です。ゴム手袋は手を刺激することがありますので注意してください。

極端に冷たい水や熱いお湯は皮膚に刺激を与えるために避け、できるだけぬるま湯にします。

水仕事後には、ハンドクリームなどで手指を保湿する肌活が大切です。寒さは手湿疹を悪化させるので、寒い時は防寒用の手袋も忘れないでください。

かゆみに耐えられない時は「患部を冷やす」方法（146ページ参照）を、また、就眠中にかきむしってしまう人は「布の手袋をする」方法（122ページ参照）を試してみましょう。

湿疹が悪化して進行性指掌角皮症になると皮膚が硬く厚くなり、処方された軟膏をただ塗っても、皮膚内部に浸透しません。寝る前に、ぬるま湯に20分間ほど手をつけて角質をふやかしてから軟膏を塗る「ソーク・アンド・スミア」（79ページ参照）が効果的です。ソーク・アンド・スミアが最も有効なのは進行性指掌角皮症なのです。

手湿疹がもっとよくなるQ＆A

手湿疹は患者さんの数が非常に多く、当クリニックだけでも1日に約30人以上の方が来診します。その中には、一般的なケースに当てはまらない患者さんも多くいます。

そのようなレアケースに対して、Q＆A形式で、私なりに原因の解説をしてみましょう。どれかがきっと役立つと思います。

Q 家事は手のひらを多く使うのに、湿疹ができるのは手の甲が多いのはなぜ？

A 「手の甲は、手のひらに比べて、皮膚も角質層も格段に薄いためです。保湿因子も少なく、外的刺激に対するバリア機能も弱いのです」

Q 手のひらに水疱ができてジュクジュクしている時は猛烈にかゆいが、慢性化して指紋が消えるほど皮膚が硬くなるとかゆくなくなるので、かえって楽。

A 「手湿疹が重症化すると、確かにかゆみは治まります。しかし、今度は、硬くなった指先がひび割れて出血するなど、大変な痛みを生じるようになります。指が曲がらなくなることも多く、そのために調理師、理美容師、銀行員などの場合、仕事を辞めざるを得なかった例が多数あります。かゆい、かゆくないを越えた生活の質にかかわる問題なのです。重症化させない治療が必要です」

Q 特定の指にしか湿疹が起きないが？

A 「手荒れが左の薬指だけに生じて治らない、といったケースがまれにあります。その原因の多くが結婚指輪です。手湿疹の皮膚は、刺激にとても敏感になっています。指輪をつけっ放しにしていると、水仕事や汗などの影響で指輪の金属成分が微量に溶け出して皮膚を刺激し、金属アレルギーとなってかぶれを生じることがあるのです。また、指輪と皮膚の間に石鹸や洗剤が残って、かぶれの原因となることもあります。**水仕事をしたり手を洗ったりする時は、指輪を外しましょう**」

治療は中途半端にしない

Q 手湿疹が再発する時は、同じ手の部位や指に生じる。それはなぜ?

A 「表面の症状が治まったように見えても、皮膚の内部には、炎症がくすぶっている場合があります。そうした部分が再発するためです。治す時は中途半端でやめず、医師の指導に従って徹底して治してください」

Q 片方の手は荒れて、もう一方の手は異常がないことがあるのは、なぜ?

A 「洗い物などの仕方で症状に左右差が出ることがあります。たとえばスポンジを左手に持つので、洗剤がかかる左手だけ荒れていた方がいました。包丁の柄《え》に貼られた革のせいで、包丁を握る右手のひらだけに手湿疹が生じた例もあります。革を使うラケット、グローブなどの運動用具を使う手だけがかぶれたケースもあります。生け花や盆栽などが趣味の人が、利き手だけ植物にかぶれていたこともあります」(228ページも参照)

Q 女性が生理前になると、かゆみが悪化するのは、なぜ?

A 「女性ホルモンには、黄体《おうたい》ホルモンと卵胞《らんぽう》ホルモンの2種類があります。卵胞ホルモンの分泌が多い時は、肌はうるおいのある状態になりますが、黄体ホルモンが多く分泌されると、皮脂分泌が過剰になることなどが原因で、肌のトラブルが引き起こされるのです。生理前には黄体ホルモンの分泌が活発になるため、手湿疹が悪化すると考えられます。生理前ににきびが悪化するのと同じような原理です」

Q 子供の時にアトピー性皮膚炎だった人は、大人になってほかの部位の湿疹が消えても、手荒れだけは残り、なかなか治らないのは、なぜ?

A「アトピー性皮膚炎の方は、皮膚のバリア機能が遺伝的に弱い傾向があります。それなのに育児や家事で手を頻繁に使ったり、皮脂が奪われる仕事をしたりしていると、手荒れの症状だけがなかなか治らず残ってしまうと考えられます。入念な肌活によって、肌をいたわることが大切です」

例2 手の指と指の間が赤くなってかゆい時は？

【推定】 **カンジダ性指間びらん症**

指と指の間が赤くなってかゆいのは、カンジダ性指間びらん症かもしれません。カンジダ性指間びらん症は、手の指と指の間でカンジダ菌が増殖して起こります。悪化すると、皮がむけたりただれたりすることもあります。

【対処法】

水の拭き残しがあるとカンジダ菌が増殖しやすくなりますから、水仕事のあとは、指と指の間をよく拭くようにしてください。**中指と薬指の間は最も狭くて拭き残しが多いため、カンジダ性指間びらん症が多く発生する**ことも知っておきましょう。

カンジダ菌は常在菌であり、枕、ソファ、カーテンやぬいぐるみなどにも付着しています。菌の温床にならないようにこまめに洗濯するのがいいと思います。

カンジダ菌は洗濯すれば減りますし、乾燥に弱いので、外に干して日に当てたり乾燥機をかけたりすれば、さらに減少します。カンジダ菌などのカビは、ある一定量を越えないと、存在しても病原性はありません。

例3 手に発疹ができてかゆい時は？

【推定1】 **接触皮膚炎（かぶれ）**

水仕事はあまりしないのに、手に赤みやプツプツとした発疹ができてかゆいのは、かぶれでしょう。ひどくなると皮がむけてただれたり、ひび割れや、あかぎれができたりします。

手はさまざまなものと接触します。水や油。野菜や果物。洗剤、化粧品、塗り薬。ゴム手袋や皮革製品、金属。そのため、かぶれの原因物質も多岐にわたります。

さわるたびにかゆくなる、赤くなる、湿疹が生じるというものがあれば、しばらく遠ざけてみて、かぶれが生じなくなるか観察してみましょう。

しかし、それだけでは限界がありますから、皮膚科専門医のもとでパッチテストを行い、原因物質を特定するのが決め手となります。

治療は、原因となる物質を避け、入念な肌活をして手を保護することが基本です。症状が重い場合は、皮膚科専門医に相談し、適切な塗り薬を使います。

【推定2】手白癬（手の水虫）

手に赤みやプツプツとした発疹ができてかゆい場合、まれにですが、手の水虫である手白癬の可能性もあります。

手に白癬菌が寄生すると、手がカサカサして湿疹ができ、かゆくなります。しかし、そういう初期症状は軽いため、手湿疹と勘違いしがちです。自己判断で合わない薬をつけて悪化させることが多いので、気をつけましょう。

手白癬は、片手だけにできることが多いのも特徴です。

手が水虫になることは多くありませんが、「もしや？」と思ったら迷わず皮膚科専門医の診断を仰ぎましょう。

例4 かゆくない小さな水疱ができた時は？

【推定】 汗疱

手のひらや足の裏に粟粒《あわつぶ》から米粒大の水疱《すいほう》ができ、破れて細い輪を描くように皮がむけてくる場合は、汗疱《かんぽう》が疑われます。汗疱は皮膚のすぐ下の浅いところに汗がたまって生じ、強いかゆみなどの自覚症状は特にないのが普通です。

お風呂に入った時に皮膚がふやけますが、汗が原因で、肌が同様の状態になっているのが汗疱だと思ってください。手足に汗をよくかく人に比較的多く見られます。

【注意事項】

治る過程でカサカサと皮膚がむけてきますが、無理にはがすと悪化するので、むしらないようにしましょう。

皮膚がむけたばかりのところはバリア機能が欠落していて弱く、手湿疹を起こしやすい状態です。すなわち、**汗疱は手湿疹が起こる前の「準備状態」**にあたりますから、保湿剤を十分に塗るなど肌活をして、できるだけ早く完治させてください。

例5 かゆい小さな水疱ができた時は？

【推定】 異汗性湿疹（汗疱状湿疹）

前項で紹介した汗疱と同じような水ぶくれができて、かゆみや赤みを伴う場合は、異汗性湿疹の可能性があります。汗疱が、かゆみと赤味を伴う湿疹の状態に進展したのが異汗性湿疹なのです。

【注意点】

なお、汗疱や異汗性湿疹が金属アレルギー、特にニッケルアレルギーを有する人に多く発症することが知られています。**金属アレルギーの多くは、皮膚の症状として現れる**のです。その理由はまだ解明されていません。

さらに、注意すべきことに、金属が直接ふれていた部分に皮膚症状が出るとも限らないのです。そのため、「えっ、原因は金属アレルギー？」とか、「まさかニッケルアレルギーが原因だったとは……」と驚くような例が出てきます。

詳しくは次項と、第5章の293ページを参照してください。

例6 何かを食べると手がかゆくなる時は？

【推定】 金属アレルギー

4歳の女の子が来院しました。

お母さんは「チョコレートを食べると手がかゆくなるんです」と言います。

しかし、単なるチョコレートのアレルギーであれば、全身に症状が出るはずです。

「なぜ手のひらだけ？」と思ってよく話を聞くと、女の子は母親の携帯電話をさわって遊んでいる時にも、手がかゆくなるようでした。

私は携帯電話の製造会社に原材質を聞き出そうとしましたが、教えてくれません。半年かかって、ようやくニッケルメッキを施していることがわかりました。

一方で私は、女の子のアレルギーを調べるためにパッチテストを行っていましたが、ニッケルに強い陽性反応が出ました。

女の子は、ブランコや鉄棒で遊ぶのが大好きだそうです。汗をかいた手でブランコの鎖《くさり》や鉄棒をさわり、合金の原料の1つであるニッケルが経皮感作によって体内に入り、金属アレルギーになっていたのでしょう。
女の子の診断は「金属アレルギー」になりました。

【注意点】

金属アレルギーには、「金属接触アレルギー」と、「全身型金属アレルギー」の2種類があります。

金属接触アレルギーは、アクセサリーや時計、コイン、機械などに含まれる金属が、皮膚に直接接触し、皮膚炎を起こします。「手湿疹」のQ＆Aでふれたように、指輪の金属成分が微量に溶け出して皮膚を刺激し、その部分がかぶれるといったケースが多いので、因果関係がつかみやすいといえます。

全身型金属アレルギーは、食物アレルゲンや特定の金属が体内に吸収されて種々の発疹を起こすものです。先の女の子の例のように、因果関係をつかむのが容易でない場合もしばしばあります。

全身型金属アレルギーで多いのは、歯に詰めたアマルガム（銀、スズ、銅、亜鉛の粉末と無機水銀との合金）などの金属が原因になっているケースです。長い年月をかけて唾液に溶け出した微量の金属が体内をめぐり、その金属イオンが汗とともに手のひらに排出された時に、アレルギー症状を起こして湿疹が起こるのです。

金属アレルギーが原因でかゆみが起こっているとすると、原因となる金属や、それが含まれる食物を避けるしかありません。

チョコレートはニッケルを含む代表的な食品です。先の女の子も、チョコレートを食べることで、ニッケルアレルギーがさらに強くなっていたと考えられます。

一般的にニッケルアレルギーのある人は、アーモンドやピーナッツなどのナッツ類、カキ（貝）、ハマグリ、生ウニなどの魚介類などを食べても皮膚がかゆくなることがあります。

例7 ウミのたまった水ぶくれができてかゆい時は？

【推定】掌蹠膿疱症《しょうせきのうほうしょう》

手のひらや足の裏に赤みが生じ、そのあとにウミを持った水ぶくれ（膿疱）ができたら、掌蹠膿疱症の可能性があります。

膿疱は、しばらくするとかさぶたになってはがれますが、また新しい膿疱ができてはがれることをくり返します。ひどくなると、手のひらや足の裏全体が赤くなり、皮がむけてひび割れが起こります。

膿疱が皮膚にできる時や、破れてかさぶたになる時は、しばしばかゆくなります。また、1割程度の患者さんに、胸骨《きょうこつ》、鎖骨《さこつ》、肋骨《ろっこつ》が結合している胸の関節部「胸鎖肋骨部」の痛みが伴います。

掌蹠膿疱症の原因は、金属アレルギーや喫煙、扁桃腺炎《へんとうせん》や虫歯などとの関連性が指摘されているものの、はっきりとは解明されていないのが現状です。ただ、少なくとも**細菌感染によって生じるウミではないため、人にうつることはありません。**

例8 寒い時期に手先が赤くてかゆくなった時は？

【推定】しもやけ（凍瘡《とうそう》）
真冬や春先の寒い時期に手先や足先、耳たぶなどに赤みや腫れ、発疹などが生じ、かゆみや痛みを伴う場合は、しもやけでしょう。手足はなんともなくても、鼻や頬だけにしもやけができる子供もいます。ひどくなると水疱ができ、破れてただれたり、指先などは指を曲げた時に皮膚が裂けることもあります。

しもやけが重症化し、皮膚や皮下組織が凍結・損傷し、壊死に至るのが凍傷《とうしょう》です。

【原因】

しもやけは冷えや寒さで血管が収縮し、血液の循環が悪くなって皮膚に十分な栄養と酸素が行き届かなくなることで起こります。皮膚の軽度の組織破壊と炎症が生じ、痛がゆさが生じるのです。

しもやけの原因は血行不良ですから、温かい地域でも、細身の靴で足先を締めつけて血行が悪化、足の指先がしもやけになる女性が、少なからずいます。

しもやけは大人よりも子供に多いのですが、原因はよくわかっていません。大人より血管が細くて血行不良になりやすいことや、子供は多少濡れた手足でも気にせず遊び続けることも一因でしょう。しもやけには遺伝的素因があるといわれており、その要因が子供により強く影響するからとも考えられます。

【予防法】

しもやけの予防には、以下のようなことに気をつけましょう。

・寒い時期は、手袋や耳当てなどを使って、体をできるだけ外気にさらさない

・汗や水で湿った手袋、靴下はすぐに取り替える
・水仕事はお湯で
・家の中でも冷えないように靴下をはく
・血行を悪くする細身の靴やブーツを長時間はかない
・真冬だけでなく、夕方以降に急激に冷え込む春先にも注意する

【対処法】
しもやけができたら、血行をよくするために、1日に朝晩2回、40度くらいのぬるま湯に、患部をマッサージしながら1回15分以上浸してみましょう。

血行促進効果が期待できる**ビタミンE**を含む内服薬を飲むのもいいと思います。
それでも改善しなかったり、赤みやかゆみがひどい場合は、皮膚科専門医の診断を仰ぎます。

凍傷は、軽度の場合は40～42度のお湯で温めたり、衣服でくるんだりするなどの応急処置が効果を発揮します。しかし、重度の場合は早く病院に行くべきです。たとえ軽度でも、患部をこすったり、マッサージしたりすると組織にダメージを与え、皮膚に水疱や潰瘍《かいよう》などが生じる危険性がありますので、注意してください。

6 足のかゆみ——こんな可能性がある

「足がかゆい」「足の皮がむける」「水疱ができた」となると、誰もが「水虫か?」と思います。確かに水虫は、白癬菌というカビが足の皮膚に寄生して起こる最も一般的な足の疾患です。

ところが、実際は**「水虫ですか?」と来院する患者さんの7割以上は、水虫ではありません**。早とちりして市販の水虫薬を塗りたくって皮膚がかぶれ、駆け込んでくる方が多いのです。

足のさまざまな症状は、必ずしも水虫によるものではないことを知っておいてください。これまで紹介してきた接触皮膚炎や掌蹠膿疱症、汗疱、異汗性湿疹などの可能性があるのです。しかし、これらの症状や対処法は説明しましたから、本項は水虫に絞って説明し、よくある誤解を正しながら、対処法などを説明しましょう。

水虫は白癬菌による感染症——感染を防ぐには？

水虫は、白癬菌というカビが、皮膚の角質層で増殖して起こる感染症です。白癬菌は、ケラチンというタンパク質を栄養源に生きているので、皮膚だけでなく、角質が変化したものである爪や髪の毛にも繁殖します。

白癬菌による感染症は、場所によって、おもに6つに分かれます。

①頭部白癬（しらくも）、②体部白癬（ぜにたむし）、③股部白癬（いんきんたむし）、④手白癬、⑤足白癬（水虫）、⑥爪白癬、です。

水虫にはかゆいイメージがありますが、それは炎症のせいです。

人間には、ウイルスや細菌、真菌が侵入すると、それを攻撃する免疫機能が備わっています。白癬菌が角質層の奥深くに侵入すると、この免疫機能が攻撃を始めます。この時に炎症が生じ、それがかゆみとして現れるのです。

また、角質層に住みついた白癬菌は、さまざまな成分を代謝します。その成分へのアレルギー反応が原因でかゆみが生じることもよくあります。

ただし、かゆくない場合もありますので、水虫かどうかを確認するには、白癬菌の有無を検査する必要があります。

白癬菌は感染力が強く、スリッパやタオルなどを介してもうつります。しかし、**白癬菌が角質層に入り込むまでには24時間ほどかかります**。それ以内に足をよく洗えば、感染を防ぐことも可能です。

また、白癬菌は高温多湿の環境を好みます。そのため、水虫の場合は、夏場に蒸れやすい靴を履かないことを心がけましょう。ぜにたむしや、いんきんたむしの場合は、通気性の悪い下着を身につけないようにすることも大切です。

さらに毎日入浴して清潔にしていれば、極端に感染を心配する必要はありません。

誤解1 水虫は治りにくい？

水虫薬は殺菌剤ではなく静菌剤

よく「水虫は治りにくい」とか、「治らない」と言う人がいます。

「治らない」ことはありません。皮膚科専門医の指導のもとで、完全に菌が死滅する

までしっかりと治療をすれば必ず治ります。

また、「治りにくい」と感じるのは、水虫につける抗真菌外用薬の塗り方と、塗る日数を間違えているからです。

【対処法】

「かゆい」「皮がむけている」といった症状が出ている部分につけるだけでは、効果は半減します。なぜなら、症状が出ていない部分にも白癬菌は潜んでいるからです。

足の裏全体、そして指の間まで、まんべんなく薬を塗りましょう。そうしないと、白癬菌は皮膚に潜み続け、水虫が再発してしまいます。

また、皮膚の症状がなくなっても、皮膚科専門医の指示のもとに、最低でも3カ月は薬を塗り続けてください。

抗真菌外用薬は「殺菌剤」ではなく、「静菌剤」です。菌を殺すのではなく、菌の活動を止める薬なのです。

白癬菌は皮膚の角質層にいます。足の皮膚のターンオーバーは、30～45日周期です。抗真菌外用薬によって角質層で活動を止められた白癬菌は、角質細胞の脱落とともに皮膚から離れていきます。このサイクルを2～3回くり返すと、角質層の白癬菌がいなくなる、つまり治癒となるわけです。

私は、白癬菌の完全除去のために、「水虫半年」という言葉を使って、**半年間は外用薬の使用を続ける**ように指示しています。

誤解2 かゆくなければ水虫ではない？

水虫には4つのタイプがある

ある50代の男性は、長年かかとがカサカサしていました。家族からは「お父さんのようにカサカサの水虫もあるみたいだよ」と言われ続けていましたが、「かゆくないのは水虫じゃない」と聞き入れず、放置していました。

ところがある年、かかとが特に硬くなり、ひび割れて痛みまで感じてきました。市販の肌荒れ用クリームなどを塗ってもよくなりません。

そこで当クリニックに来たのです。診断は、明らかに水虫でした。

水虫の症状は、大きく4つの傾向に分かれます。**水虫にはかゆくないタイプもある**

ことを知っておきましょう。

①趾間《しかん》びらん型

足の指の間、特に中指と薬指の間によく見られます。白くふやけたり、赤くジュクジュクして皮がむけたりします。かゆみを伴うタイプです。

②小水疱型（汗疱型）

足の裏や側面、指の腹などに赤みを伴う小さい水疱ができます。水疱が破れると、皮がむけたり、かさぶたになったりします。猛烈なかゆみを伴うタイプです。

③角化型

足の裏やかかとがカサカサに乾燥します。角質が厚く硬くなり、皮膚がむけたり、時にはひび割れたりします。かゆくないタイプです。

④爪白癬（爪水虫）

爪が白く濁り、厚みが増します。悪化すると爪が黄色く変色し、先端からボロボロ崩れます。かゆくないタイプです。

誤解3 市販の水虫薬でなんとかなる？

自己判断で市販薬を塗る2つのマイナス点

足の接触皮膚炎や掌蹠膿疱症、汗疱、異汗性湿疹は、水虫と症状が酷似しています。自己判断は困難ですので、「水虫に違いない」と思っても、まずは皮膚科専門医の診断を仰ぎましょう。

自己判断で市販薬を塗ると、2つのマイナスがあります。

1つは、**市販薬を塗るとかえって症状が悪化してしまう場合が少なくない**ことです。市販の水虫薬のせいでかぶれ、さらにかゆくなっているケースは非常に多いのです。

もう1つは、診断が遅れることです。水虫かどうかは、皮膚科で皮膚の一部を取って白癬菌がいるかどうかを検査すればわかります。ただ、皮膚が市販薬にかぶれている状態では、検査しても菌が検出されません。そのため、まずは、かぶれを治し、それから顕微鏡検査を行うことになってしまうのです。

7 デリケートゾーンとお尻のかゆみ
――こんな可能性がある

デリケートゾーンとお尻のかゆみには、さまざまな原因が考えられます。接触皮膚炎、カンジダ症、温水洗浄便座のカビ、便秘・下痢、蟯虫《ぎょうちゅう》、痔《じ》、乾燥、ケジラミ症、疥癬、尖圭《せんけい》コンジローマ、ヘルペス感染症、糖尿病、おしっこかぶれ、拭き取りグッズ、硬い椅子などです。

例1 お尻がかゆい時は？

【推定1】 **接触皮膚炎**

「最近お尻がかゆい～。困ったなあ」という場合に一番多い原因が、かぶれ（接触皮膚炎）です。

たとえば、暑い時期に通気性の悪い素材の下着をつけたり、ギュッと締めつけるタイプの下着を常用したりしていると、蒸れてかぶれ、かゆくなります。

また、「デリケートな部位だから清潔にしなくちゃ！」と、洗いすぎたり、こすりすぎたりして肌が荒れ、かゆみを感じる人もいます。

こうしたお尻のかゆみは、多くの場合、原因を排除すると自然に治っていきます。

【推定2】カンジダ症

接触皮膚炎の原因と思われるものを排除してもかゆみが続く場合は、カンジダ菌が肛門などに繁殖しているかもしれません。

カンジダ菌は誰の皮膚にもいる常在菌で、繁殖する部位によって口腔カンジダ症やカンジダ性指間びらん症などを引き起こします。

カンジダ菌は口や消化器官にもいて、便にも大量に含まれています。そのため、肛門まわりをどれだけ清潔にしても、カンジダ菌の完全除去は不可能です。

自分の手当てだけでは限界があることが多いので、皮膚科専門医を早めに受診して、抗真菌薬を処方してもらうことが大切です。

例2 温水洗浄便座を使ってもお尻がかゆい時は？

【推定】温水洗浄便座のカビ

「温水洗浄便座を使っているのに肛門のまわり（肛囲）がかゆい」という方が、最近、急増しています。

「清潔なはずなのに、なぜ？」と思うでしょうが、実は、温水洗浄便座の使い方には盲点があります。**水を噴射するノズルの収納場所を掃除しない人が多い**ことです。

そのため、ノズルまわりにカビが生えていることが少なくありません。ウォッシュするたびにカビを肛門に吹きつけることになり、かゆくなるのは当然といえます。

また、温水洗浄便座による過度の清潔志向が、原因となっていることもあります。肛囲のかゆみで来院される方の中に、こんなケースがあるのです。

ある女性は、排便の時だけでなく、トイレに入るたびに肛囲を洗浄していました。回数は1日10回以上。そのためにかゆみが生じました。すると彼女は「もっと清潔にしなければ」と水圧を強にして1日30回も洗うようになったのです。かゆみが増す一方なので来院したのでした。

また、ある男性は排便時に約15分間、つまり温水洗浄便座の電源が自動的に止まるまで洗い続ける習慣がありました。ついに肛囲の強いかゆみを訴えて来院したのです。

いずれも、排便後だけに弱めの水圧で数秒洗浄し、水滴をやさしく拭き取るという、当たり前の使い方を指導をしただけで、かゆみがなくなりました。

肛囲の過剰衛生は、皮膚フローラのバランスをくずしてしまいます。皮膚フローラが形成しているバリア機能が損なわれ、かゆみが生じているのでしょう。

逆に、便を拭き取り切れていないことが原因の場合もあります。便に含まれている消化酵素や、アルカリ性の傾向にある水様便が刺激となってかゆみにつながります。

例3 お尻の内側からかゆみを感じる時は？

【推定1】便秘・下痢

お尻のかゆみは、外部刺激によって生じるケースと、内側から発生するケースがあります。内側から発生する原因で多いのが、便秘と下痢です。

便秘の場合、肛門に続く直腸に便が残っていて、むずがゆく感じられることがあります。排便したら治るかゆみは、便秘が原因だといえるでしょう。

下痢の場合、**1日に何度も排便することで肛門のまわりが荒れてかゆみを感じます。**忘年会の時期になると、下痢でかゆみを感じる方が増えるようです。アルコールを飲んだためにお腹がゆるくなりがちだからでしょう。

【推定2】蟯虫

「こんなに衛生状態のいい現代日本で、寄生虫の一種である蟯虫が原因なんてあるの?」と驚くかもしれませんが、清潔に十分注意していても、蟯虫に寄生されることはあり得るのです。**駆虫薬を内服すれば治りますので、疑われる場合は検査を受けましょう。**

蟯虫のメスは夜中に腸から出てきて肛門の周囲に卵を産みます。このとき激しいかゆみを感じるため、寝ている間に無意識にかいてしまうのです。

手についた卵は、衣類や寝具を介して次々と人にうつっていきますので、家族の誰かに蟯虫が見つかったら、全員、検査をしましょう。虫卵は常温で3週間以上生存できます。

【推定3】痔

痔瘻《じろう》（穴痔）や痔核《じかく》（イボ痔）といった痔によって、肛門の周辺にかゆみが生じることもあります。痔瘻とは、肛門のまわりの傷が炎症を起こして、ウミがたまった状態のことをいいます。炎症からの分泌物がかゆみを引き起こすことがあるのです。

痔核とは、肛門周辺の血管が鬱血《うっけつ》を起こし、イボ状の塊になることをいいます。イボから出る血液や粘液がかゆみを引き起こす場合があるのです。

いずれの場合も、痔の治療をすることが、かゆみの根本的な対処法になります。

例4 生理用ナプキンを使うたびにかゆくなる時は？

【推定】接触皮膚炎または乾燥

女性が生理用ナプキンを使うたびにかゆみを感じる場合、あるいはオムツを当てる高齢者や赤ちゃんのデリケートゾーンのトラブルは、接触皮膚炎が疑われます。

ナプキンやオムツを当てていると、どうしても湿って蒸れがちになります。その状態で皮膚とナプキンやオムツがこすれると、炎症が起きやすくなるのです。また、蒸れると細菌が繁殖しやすい環境になり、それもかぶれの原因になります。

【対処法】

肌が敏感な人は、綿素材の布ナプキンや布オムツに変えてみましょう。下着も綿素材にして通気をよくするといいと思います。

ただ、布だとトイレなどで捨てられず、外出した時は持ち帰らなければなりません。匂いもきつく、手間がかかって続かないのが難点です。そこで、かぶれた部位をアルコール無添加のウェットティッシュでそっと拭くのもいいと思います。ただし、ティッシュに含まれる成分でかぶれが悪化することもあるので注意してください。また、かゆみ止めの薬を塗る場合、肌の弱い方や妊娠中の方、アレルギーの方は皮膚科専門医に相談しましょう。カンジダ症にかかっていると使用できない薬もあるからです。

【注意点】

生理ではないのにずっとナプキンを当てていてかぶれる人が時々います。ナプキンの使用は生理の時だけ、おりものシートも、必要な場合の使用にとどめます。一日中同じシートをつけて過ごすのはやめ、こまめに取り換えてください。

おりものシートの多くは、吸水性を高めるために化学繊維が使われ、香りづけのために化学成分が使われています。かゆみや皮膚症状が続く場合は、これらにかぶれている可能性がありますので、皮膚科専門医に相談しましょう。

また、**デリケートゾーンは角質が薄くて保湿力が弱いため、乾燥してかゆみを感じることもあります**。この場合は、保湿剤をつけると治ることがほとんどです。

例5 ヘアの生えた部分がかゆい時は？

【推定】 **ケジラミ症**
アンダーヘアの部分がかゆくてたまらない時は、ケジラミ症の可能性があります。
ケジラミは、主として陰部に寄生するシラミです。吸血する時に出す唾液にアレルギー反応が起こって、かゆみをもたらします。
ケジラミは体長1㎜前後で、体長2～4㎜のアタマジラミより小さいため見つけにくいのですが、ヘアに卵がたくさん付着していてわかることがよくあります。また、シラミのフンで下着に赤黒い汚れがついて気づく場合もあります。

ケジラミの疑いがある時、皮膚科では卵を顕微鏡で確認します。そして、卵がつくアンダーヘアを全部剃《そ》り落とすように勧めます。

薬剤では「フェノトリン」という駆虫成分を含むパウダーの塗布が有効です。ただし、卵には効かないので、卵が孵化《ふか》する時期に合わせて塗布を数回くり返します。

なお、ケジラミはおもに性行為でうつりますが、それ以外にも、下着、タオル、シーツなどから感染することもあります。

例6 男性器にかゆいふくらみがある時は？

【推定】疥癬

疥癬は、ヒゼンダニが下腹部などの皮膚に寄生する、きわめて激しいかゆみを伴う疾患です。指間、ひじ・ひざの内側、脇の下などにも発症します。

ヒゼンダニは吸血はしませんが、人の角質層に潜って抜け殻《がら》やフンを残すため、体がアレルギー反応を起こして、強烈なかゆみを感じるのです。

ヒゼンダニは体の大きなメスでも0・4㎜くらいのため、肉眼では確認できません。ただ、男性の陰嚢《いんのう》や陰茎に小豆《あずき》大の赤黒くてかゆみの強いふくらみが見つかれば、たいていい疥癬です。疥癬は、性行為や介護など、直接肌がふれることでうつりますが、それ以外にも、タオルやシーツの共用で感染することもあります。

イベルメクチンの内服や、フェノトリンを含むクリームの塗布などで治療します。

例7 性器や肛門にかゆいイボができた時は？

【推定】 **尖圭コンジローマ**

男女を問わず、性器や肛門周囲にかゆみのあるイボが増殖したら、尖圭コンジローマの可能性があります。イボが多発して時に炎症を起こし、かゆみを伴うことがあります。性行為によってイボウイルス（ヒトパピローマウイルス）に感染したことが原因です。ウイルス性のためイボが増え続ける恐れがあり、周囲に感染する危険もあります。早めに皮膚科専門医の診察を受けてください。液体窒素による凍結療法が有効です。

例8 性器に水ぶくれができた時は？

【推定1】ヘルペス感染症

男女を問わず外陰部に水ぶくれができて、とてもかゆかったら、ヘルペス感染症の疑いがあります。

ヘルペス感染症の原因は、ヘルペスウイルスです。ヘルペスウイルスは100種類以上が知られていますが、人間に感染するヘルペスウイルスは8種類とされています。

【症状】

ウイルスによって症状はさまざま。感染していて症状が出ないことも少なくありません。多いのは「単純ヘルペスウイルス1型」と「単純ヘルペスウイルス2型」です。

単純ヘルペスウイルス1型は、おもに口のまわりに症状が出ます。性器などのデリケートゾーンの症状に関連するのは、主として「単純ヘルペスウイルス2型」です。

単純ヘルペスウイルス2型の症状は、まず、かゆみです。その後、ピリピリした痛みや違和感があって水疱が現れます。ただし、初めて感染した時は、強い炎症やリンパ節の腫れ、発熱などを伴うことがあります。

一般的に**ヘルペス感染症は再発しやすく、いったん症状が消えても、発熱、疲労、ストレス、月経などをきっかけに症状が出ます**。

性器ヘルペスには、抗ヘルペスウイルス薬の内服が有効です。また、抗ヘルペスウイルス薬を継続的に内服する「再発抑制療法」を行うことがあります。この場合は、原則として1年間内服し、その間症状が再発しなかったかなどにより内服継続の必要性を検討します。

【推定2】カンジダ症

外陰部に水ぶくれができてかゆい場合、カンジダ症の可能性もあります。

カンジダ菌は常在菌であるため、体調不良や過労、ストレスなどによって免疫力が弱っている時に自己感染しますが、性行為でも感染します。女性の場合、かゆみとともに、外陰部にただれや赤み、おりものを伴います。男性の場合、亀頭、包皮に赤みが発生します。女性が膣《ちつ》や周辺にかゆみを感じる時は婦人科の診断を、男性が排尿痛などを感じる時は泌尿器科の診断を受けてください。**自然治癒はありません。**

例9 皮膚症状がないのにかゆみが続く時は？

かぶれや発疹・水疱、赤み・乾燥といった皮膚症状が見当たらないのに、かゆみが1カ月以上続くような時は、成人の場合、糖尿病の可能性があります。

【推定1】糖尿病

糖尿病や腎不全といった内臓疾患は、見た目には問題がないのにかゆみを引き起こすことがあるのです。たとえば糖尿病の患者さんは、常に血糖値が高い状態です。すると、体は血糖値を下げるために、細胞から血液に水分を送るようになります。このため脱水状態になり、喉が渇いたり、また皮膚が乾燥したりするのです。皮膚が乾燥するとバリア機能が弱まり、ちょっとした刺激がかゆみの原因になります。

腎不全の患者さんは、汗腺が萎縮して発汗量が低下するため、肌が乾きやすくなり、同様にかゆみを生じる可能性が高くなります。

糖尿病の患者さんにはデリケートゾーンのカンジダ症を発症し、再発をくり返す方が多いのです。デリケートゾーンのかゆみには、糖尿病が関係しているのかもしれませんが、理由は解明されていません。

明らかな皮膚症状が認められないのにデリケートゾーンのかゆみが続く場合は、皮膚科専門医の診察を受けてください。

内臓疾患によるかゆみは1％以下

ただし、「かゆいのは内臓の病気のせい？」と過剰に思い込まないでください。実際、**当クリニックを訪れる患者さんで内臓に問題がある人は、全体の1％以下です。**

それなのに、内臓疾患を心配する患者さんが増えています。テレビで人気の健康情報番組で、「皮膚に異常がないのにかゆい時は内臓疾患の可能性が高い」と放映された直後からの傾向です。

「背中がかゆいのですが、肝臓か腎臓に異常があるのでしょうか？」「どの皮膚科に行っても手の湿疹が治らないのです。私はがんでしょうか？」「内臓に病気があるとてもかゆいとテレビで見ました。私にどんな病気が隠れているか調べてください」といった具合です。

中には、心配のあまり人間ドックを転々とする人もいます。ところが内臓に問題があることはまずないために「異常ありません」と言われ、かえって「原因不明の悪い病気ではないか？」という不安に拍車がかかるという悪循環なのです。

かゆみの原因の可能性の1つに内臓疾患を入れるのは、悪いことではありません。しかし、大切なことは、いくつもの病院や人間ドックを受診することではないのです。皮膚科専門医の話をよく聞き、治療を中途半端で投げ出すことなく取り組むことで、かゆみの原因を知ることこそが重要です。それでこそ治療の効果も上がります。

【推定2】おしっこかぶれ

皮膚にはこれといった症状がないのにかゆみが続くのは、子供の場合、おしっこかぶれが疑われます。特に小学生くらいの男の子には、おしっこかぶれが非常に多いのです。かゆみが強く、夜中に下腹部をかきむしります。泌尿器科に連れて行くお母さんが多く、異常が見つからないため、皮膚科に行くように言われるようです。

私はお母さんに**「子供には、よくおしっこを切るよう教えてください」**と伝えます。また、かきむしってヒリヒリしている時は、薬を塗る前に、そこを拭いてあげるようにお願いしています。かきむしって傷になっている場合は、ごく弱いステロイド外用薬が有効です。また、べとつかないワセリンを薄く塗っておくことも予防になります。

例10 赤ちゃんのお尻が真っ赤になった時は？

【推定】 **拭き取りグッズ**

赤ちゃんのおむつかぶれの原因のほとんどは、尿や便の成分による刺激です。しかし、お尻が真っ赤になって強いただれを生じている場合は、お尻のケアに使っている衛生用品が原因ということがあります。赤ちゃんの皮膚はデリケートです。おむつ交換時にお尻拭きのウエットティッシュでこすりすぎていないでしょうか。お尻拭きにアルコール綿を使用していて真っ赤になった例もありました。

【対処法】

刺激の強いアルコール綿の使用は避け、ぬるま湯でやさしくお尻を洗い、柔らかい綿布かティッシュペーパーを軽く押し当てて水気を吸い取るのが理想です。

新しいおむつの装着は、お尻が完全に乾いてからにしてください。濡れたままだと、かえって皮膚は荒れてしまいます。

拭き取りグッズや拭き方を改善しても強い症状が続いたり、改善しない場合は、皮膚科専門医の診察を受け、処方された外用薬を塗布してください。

例11 小学生のお尻が真っ赤になった時は？

小学生くらいの子供のお尻に湿疹ができ、かきむしって血だらけになって来院するケースがあります。

【推定】 **硬い椅子**

理由のほとんどは、硬い木の椅子とお尻がこすれて刺激になっていることです。親は「自分も硬い椅子で育ってきたのに？」と思いがちですが、椅子に座布団を敷くことで、治療をせずともたいてい治ってしまうので、やはり椅子が原因だと考えられるのです。アトピー性皮膚炎のお子さんは、バリア機能の低下から、お尻に湿疹ができることが非常に多いのです。強めのステロイド外用薬でもなかなか治りません。かゆみを我慢できずにかきむしってしまいます。この場合は、お母さんに**「お子さんに座布団を持たせてください」**と伝えています。これだけで治りが早くなります。

8 背や胸、腹などのかゆみ
――こんな可能性がある

背中、腹などの胴がかゆい時は、マラセチア毛包炎《もうほう》、あせも・汗荒れ、帯状疱疹《たいじょうほうしん》などの可能性があります。

例1 かゆみのあるニキビが胸や背中にできた時は？

【推定】 **マラセチア毛包炎**

胸の中心や背中に赤いブツブツした皮疹ができ、「体のニキビがなかなか治らなくて、かゆい」と来院される患者さんが多くいます。

アトピー性皮膚炎の患者さん以外、ニキビで猛烈にかゆくなることはまずありません。かゆい場合は、マラセチア菌が増殖して毛穴の奥の毛包が炎症を起こす「マラセチア毛包炎」である可能性が高くなります。マラセチア菌は常在菌ですが、皮脂を好むため、胸や背中など皮脂の分泌が活発なところに増殖しやすいのです。

毛穴の奥でマラセチア菌が皮脂を分解する時に炎症が起き、ニキビのようなブツブツができます。さらに、繁殖したマラセチア菌を体が異物と判断し、アレルギー反応が起こります。マラセチア菌が汗に混ざって皮膚を刺激し、かゆみの要因物質を放出させるためにかゆくなるのです。私の経験では、かゆい体ニキビの正体は、マラセチア毛包炎が約8割、通常ニキビ約2割の集合体だと思われます。

【対処法】

マラセチア毛包炎は、抗真菌薬を胸や背中などに広めに塗って治療します。同時に、ブツブツした皮疹に対しては、抗ニキビ薬を使用します。胸や背中に広めに抗真菌薬を塗った上から、ブツブツした部位のみに抗ニキビ薬を塗布するのです。これを重層外用療法といい、著しい効果が出ます。

【注意点】

マラセチア毛包炎は見た目がニキビと似ているため、皮膚科医でさえ診断を間違え、ニキビ治療をしていることがあります。それではいつまでたっても治らないでしょう。

似ていても、両者は原因が異なります。ニキビは、皮脂などが詰まった毛穴の中で「アクネ菌」というカビが増殖し、炎症を起こして赤く腫れ上がったものです。**マラセチア毛包炎は汗をかく季節にできやすく、ニキビは季節に関係なく発症する**という違いもあります。ニキビ治療をしてもなかなか治らない時は、医師にマラセチア毛包炎の可能性を聞いてみるのがいいでしょう。

例2 汗をかくとかゆい時は？

【推定】 **あせも・汗荒れ**

肌に見た目の異常がないのに汗をかくとかゆい時は、あせも・汗荒れの可能性があります。

【症状と原因】

首まわり、脇、腹、ひじの内側など、汗がたまりやすい場所にかゆみを伴う赤いプツプツや、小さな水疱ができるのがあせもです。汗腺から排出し切れなかった汗が皮膚内にたまり、炎症を起こして発生します。**目立った発疹はないのに、汗をかくとピ**

リピリしたり、かゆみを感じたりするのが、汗荒れです。汗に含まれるアンモニアなどが刺激となり、肌が荒れるのです。近年は、汗に含まれるマラセチアの菌体成分が、かゆみの原因となっているという研究結果も発表されています。

【対処法】

あせも・汗荒れには、汗をかいたままにしないことが大切です。汗を放置すると皮膚のバリア機能が下がり、細菌なども繁殖しやすくなります。暑い季節や運動時は通気性のよい衣類を身につけ、汗はこまめに拭き取り、汗をかいたあとはシャワーを浴びるといった工夫をしましょう。

汗を拭く時は、ゴシゴシこすらないこと。アルコールが入った汗拭きシートなどは皮膚に刺激を与えてかゆみが増すので避けます。私が最も勧めるのは、赤ちゃんの「お尻拭きシート」です。汗を拭き取りやすく、比較的安価で清涼感もあり、刺激感がないからです。ベビーパウダーや制汗剤は、治療ではなく、発症予防のために用います。すでにあせもができた部分に使うと、刺激によりかえって悪化します。

最近は、冬に暖房の効いた部屋で厚着をさせた赤ちゃんのあせもが多くみられます。室温を調整して汗を抑えましょう。

乾燥肌の人は肌のバリア機能が弱いので、チクチクする部分を肌活で保湿するのも汗荒れに効果的です。

なお、**あせもは、かくと湿疹化して治りにくくなります**。かゆみがひどい場合は皮膚科専門医に相談し、外用薬・内服薬を併用するのもいいでしょう。

例3 体の片側に痛みのある水疱が生じた時は？

【推定】 **帯状疱疹《たいじょうほうしん》**

顔の半分、胴の片側、左右どちらかの腕や脚といった体の片側に部分的な赤みと小さな水疱が生じ、神経痛のような痛みのあとにかゆみが生じたら、帯状疱疹の可能性があります。

【原因】

帯状疱疹になる原因は、ヘルペスウイルスの1種である「水痘《すいとう》・帯状疱疹ウイルス」です。このウイルスに最初に感染するのは多くの場合子供で、水痘（水疱瘡《みずぼうそう》）として発症します。しかし、水痘が治っても、ウイルスは神経節に潜伏感染（症状がまだ現れない感染）をしているのです。やがて大人になり、疲労、ストレス、病気、加齢などで体力や免疫力が低下すると再活性化し、今度は帯状疱疹として発症します。

帯状疱疹ウイルスは潜伏していた神経節から、知覚神経の支配領域の神経を伝って皮膚に到達し、皮膚症状を引き起こします。そのため、ウイルスの通り道である神経が障害され、急性期痛といわれる痛みが生じるのです。

皮膚症状は2週間程度で改善しますが、一部の患者さんでは長期に痛みが残ることがあります。これを帯状疱疹後神経痛といっています。名称は「神経痛」ですが、かゆみを訴える人も多いのです。

【対処法】

治療は、抗ヘルペス薬が中心になります。**抗ヘルペス薬の飲み薬は、早く服用するほど著しい治療効果が期待できる**ため、「帯状疱疹かな？」と少しでも感じたら、できるだけ早期に皮膚科専門医に相談することをお勧めします。

帯状疱疹を悪化させない3つの注意点

帯状疱疹は絶対に放置してはいけません。無治療では神経症状が残りやすいからです。生涯にわたって痛み、かゆみやしびれなどに苦しんでいる人が多数います。
帯状疱疹で特に注意してほしいことが３つあります。

①症状が軽くなっても治療を中止しない

皮膚科専門医の指示に従ってください。抗ヘルペス薬の飲み薬は、効果が現れるまでに２日程度かかります。すぐに効果が現れないからといって服用をやめたり、服用量を増やしたりせず、専門医の指示に従うことが大切です。

②患部を温める

帯状疱疹の神経症状は冷やすと悪化します。長めに入浴する、症状の強い部位に使い捨てカイロを貼る、などといった患部を温める工夫をしましょう。

③患部をさわらない

患部をさわったり、かいたりして水疱が破れると細菌に感染する恐れが強くなります。

第5章

全身が、かゆくなりやすい10の疾患

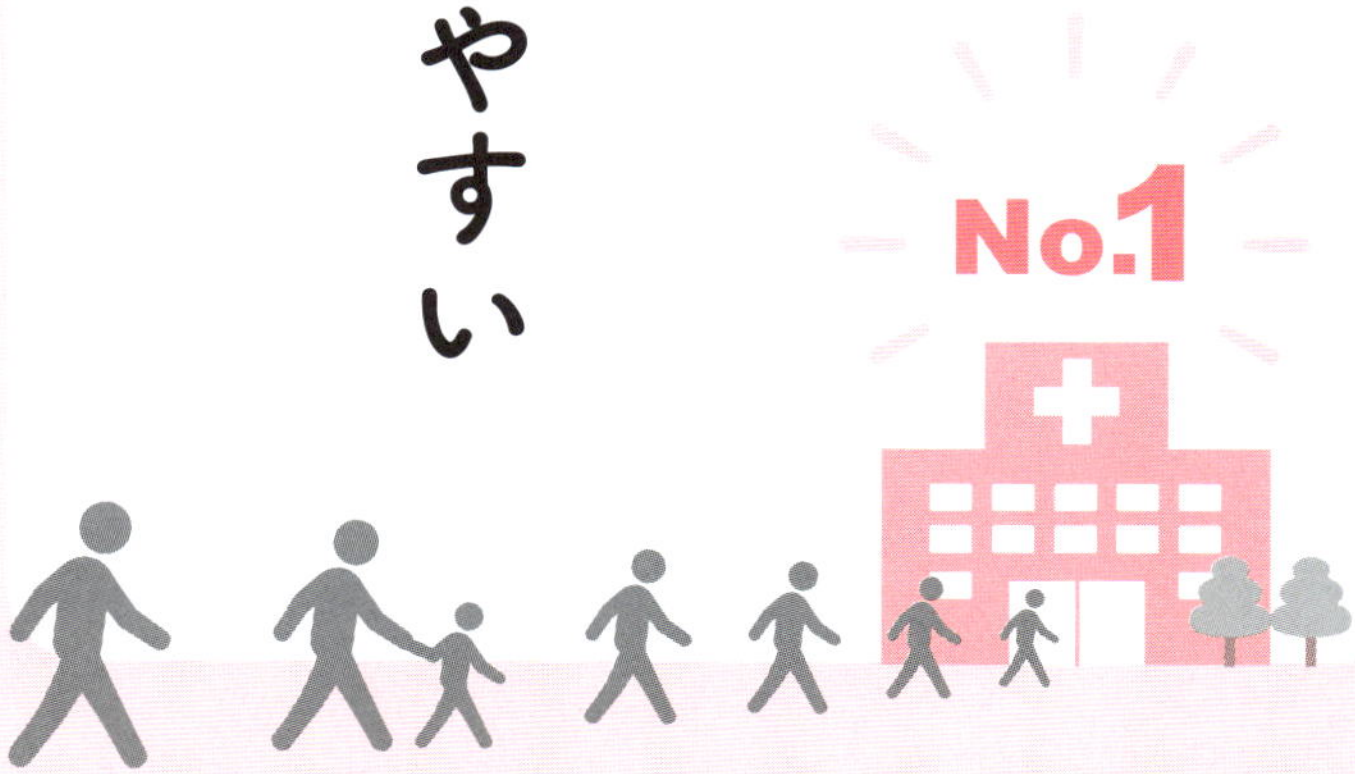

広範囲、あるいはいろいろな部位に次々現れるかゆみ

「うーっ、なんだか全身がかゆい」

「この前は顔がかゆくなったけど、今日は腕が同じようにかゆい」

かゆみは、こんなふうに体の広範囲に及んだり、部位が変わって現れたりすることもしばしばです。本章は、そんなかゆみをもたらす疾患を取り上げます。蕁麻疹《じんましん》、接触皮膚炎、日光アレルギー、皮脂欠乏性湿疹、皮膚瘙痒症《そうようしょう》、乾癬、金属アレルギー、妊娠によるかゆみ、内臓疾患によるかゆみ、虫刺されです。

部位別のかゆみを取り上げた第４章で見つからなかった症状や疾患も、きっと本章で見つかるはずです。

原因1 蕁麻疹

アレルギー性蕁麻疹と非アレルギー性蕁麻疹

「あれっ？　急にかゆくなった」と、肌にできた赤いふくらみをかきたくなる場合は、蕁麻疹が疑われます。

皮膚にかゆみを伴う赤いブツブツが突然現れる疾患が蕁麻疹です。ブツブツの大きさや形はさまざまですが、数時間以内、長くても1日ほどでスーッと消えます。

蕁麻疹は非常にありふれた、しかし治りにくいかゆみの代表格で、市販のかゆみ止めには効果がありません。抗ヒスタミン薬の服用が中心となります。

まれに気管や腸の粘膜が腫れることがあり、その場合は呼吸困難、下痢・腹痛が起こったりする可能性があります。喉やお腹に違和感を覚えたら、皮膚科専門医の診断を仰いでください。

【原因】

蕁麻疹の原因の1つに**食物**があります。代表的なものが、**サバ**や**アジ**などの**青魚**、**エビ**や**カニ**などの**甲殻類**、**ソバ**、**タケノコ**、**果物**といった**植物**です。

食品に含まれるアレルゲンが体内に入ることでIgE抗体がつくられ、IgE抗体がマスト細胞に働きかけてヒスタミンが放出され、かゆみやブツブツが生じるというメカニズムで現れる蕁麻疹を、アレルギー性蕁麻疹ともいっています。特定の食品などを摂取すると必ず蕁麻疹が現れるのが、アレルギー性蕁麻疹の特徴です。

しかし、蕁麻疹には非アレルギー性のものもあり、その場合は同じ食品を食べても、症状が出たり出なかったりします。

蕁麻疹の原因は不明なことも多く、下着などによる物理的な刺激や、気温の変化による刺激などでも発症することがあります。

【対処法】

原因となるアレルゲンがわかれば、それを遠ざけることが最も大切です。

蕁麻疹の症状は抗ヒスタミン薬の服用によって改善することがほとんどですが、中には長期にわたって再発をくり返す場合もあります。症状が治まったからと自己診断で薬の服用を止めるのでなく、皮膚科専門医の指示に従ってください。

ヒスタミン中毒は食品に火を通しても防げない

「これまでサバを食べて問題が起きたことはなかったのですが、2カ月前にサバずしを食べたら1時間後に突然、全身がかゆくなって発疹ができました。2時間くらいで治りましたが、その後はサバを恐る恐る食べるようになりました。このままサバを食べ続けて大丈夫ですか？　また突然かゆくなるのが怖いので相談に来ました」と、サバ好きの40代男性が来院しました。

いつも食べている食品で突然、しかも1回だけ全身の蕁麻疹が出たのはなぜなのでしょう。

私の診断は「ヒスタミンの過剰摂取」でした。

ヒスタミンの過剰摂取は、一般的には「ヒスタミン中毒」「アレルギー様食中毒」とも呼ばれ、ヒスタミンが高濃度に蓄積された魚介類や、それを用いた缶詰などの加工品を食べることで起こります。

ヒスタミンが高濃度に蓄積される理由は、魚に多く含まれるアミノ酸の一種「ヒスチジン」が、ヒスタミン産生菌が生み出す酵素によって、ヒスタミンに変わったからです。

ヒスタミン産生菌は、20~25度以上で盛んに繁殖します。つまり、**魚を保存する温度管理が悪いと、ヒスタミンが蓄積されていく**のです。この男性は、保存状態の悪かったサバを使ったすしを食べたため、ヒスタミン中毒を起こしたのでしょう。

ヒスタミン中毒になると、発疹やかゆみといったアレルギーに似た症状が出ます。

しかし、それはアレルギーによるものではなく、ヒスタミンを大量に摂取したことが原因です。

つまり、ヒスタミン中毒による蕁麻疹は、アレルギー体質であるなしに関係なく、誰にでも起こる可能性があるのです。

気をつけたいのは、**ヒスタミンは加熱しても分解されない**ことです。味噌煮や焼きサバでも中毒を起こす恐れがあるのです。

冷凍保存のサバでも安心できません。なぜなら、冷凍保存中にヒスタミンができることはありませんが、冷凍前にすでにヒスタミンが蓄積されていることがまれにあるからです。

なお、多くの人は、蕁麻疹というとサバなどの青魚を連想しますが、ヒスタミン中毒は、ヒスチジンを多く含む**マグロ**、**ブリ**、**カジキ**、**カツオ**などの赤身の魚でもしばしば発生します。

原因2 接触皮膚炎

インナーを変えただけでかゆくなることがある

「夜、ベッドに入ると、上半身が猛烈にかゆくなるんです」と、背中や腕にかきむしった爪の跡が残る20代の女性が診察に来ました。

虫刺されや蕁麻疹などの可能性を検討しましたが、要因は見当たりません。そこで、「最近、たとえば何かを新しく使い始めるといった、これまでと違うことはありませんでしたか」と尋ねました。

すると彼女は、「かゆみには関係ないと思いますが、冬になって冷えるので、市販のインナーをパジャマの下に着るようになりました」と言うのです。それを聞いてピンときた私は、そのインナーをしばらくやめてみるように伝えました。

すると、わずか2日で、かゆみがすっかり治ったのです。

彼女のかゆみの原因は、インナーによる接触皮膚炎でした。

体感温度を高くするインナーは、ポリエステルやレーヨン、アクリルなどの化学繊維でつくられているものが多く、かゆみを引き起こす3つの問題を持っています。

①化学繊維は1本1本がなめらかでないものが多く、肌の弱い人には刺激になる

②生産過程で使われる薬剤などもかゆみの原因となりがちである

③化学繊維は静電気が起こりやすい。静電気は角質層を傷つけ、かゆみや乾燥の原因となる

体感温度を高くするインナーの中には、水分を吸収して暖かくするタイプもあります。その場合、肌は水分が奪われ、ますます乾燥してしまいます。そして、さらに化学繊維の刺激を受けやすくなってしまうのです。

刺激性接触皮膚炎とアレルギー性接触皮膚炎

原因となる物質が皮膚にふれることによって、かゆみや湿疹が生じるのが接触皮膚炎です。プツプツと盛り上がった発疹や水ぶくれができることもあります。

接触皮膚炎は、誰でも起こる可能性がある「刺激性接触皮膚炎」と、アレルギーを持つ人だけに起こる「アレルギー性接触皮膚炎」に分けられます。

・刺激性接触皮膚炎

原因物質の刺激が強く、1回の接触で発症する場合と、原因物質が同じ場所にくり返しふれて発生する慢性のものがあります。原因物質には、洗剤、灯油、強アルカリ物質、強酸性の物質などがあげられます。

・アレルギー性接触皮膚炎

植物などの原因物質にくり返しふれることで症状が現れます。染毛剤や化粧品などをしばらく使ってから症状が出るものや、原因物質と紫外線が反応した時だけに起こる「光アレルギー性接触皮膚炎」などがあります。

【対処法】

対処法は、なんといっても原因を見きわめることです。右の女性のように「かゆみには関係ない」と思っていることに原因が潜んでいることもあります。「かゆくなる前と後で、何か変わったことはないか」とよく考えてみましょう。

アレルギー性接触皮膚炎の場合、「いつ、どんな時に、どこに症状が現れたか」を、書きとめておけば、原因を見きわめやすくなります。

一般的には、皮膚科専門医のもとで、パッチテストを行うのが有効です。

原因物質が明らかになったら、それが肌にふれないように注意します。

かゆみや湿疹などがひどい時は、医師による治療を受けましょう。皮膚の症状にはステロイド外用薬を使い、かゆみが強い場合は抗ヒスタミン薬の内服をします。

パッチテストをしたくない時は?

パッチテストの代わりになる方法もあります。

暑い盛りに敏感肌の女性が来院し、こう相談されました。

「最近、肌の調子がいいので、新しい化粧品を試したくなりました。敏感肌なので、新しい化粧品を使う前にパッチテストで確認したいと思います。でも、私は汗かきなので、夏のパッチテストは無理ではないでしょうか」

確かに、パッチテストは発汗しない環境で行う必要があります。汗をかくとパッチに塗った物質が溶け出して、隣の物質と混ざったり、テープがはがれたりして、正確な判定に支障をきたすからです。

彼女のような汗かきでなくても、また入浴や激しい運動を避けたとしても、歩くだけで汗が流れる夏には、パッチテストは無理なのです。

「新しい化粧品の**試供品を、ひじの内側に1日2回、5日間塗って、自分で確認してください**。途中でアレルギー反応（紅斑、浮腫、丘疹）が出なければ、その化粧品はほぼ使用可能です」と私はアドバイスしました。

患者さんが自分で確認できるこのやり方ならば発汗や入浴などの制約がありません。通院する手間も省けます。ただ、高価な化粧品を買って塗ると、アレルギー反応が出た場合、買ったお金を損してしまいます。それを見越して、私は試供品を使うようにアドバイスしたのです。

もちろん「途中で皮膚に強い異常が生じた場合には、5日以内であっても、ただちにテストを中止して、皮膚科専門医の診療を受けてください」とつけ加えました。

なお、化粧品に「アレルギーテスト済み」と記載があっても、私は安易に「心配ありません」と言わないようにしています。健常な被験者には安全であっても、敏感肌の方や接触皮膚炎の患者さんの場合にはアレルギー症状を生じる可能性が十分にあるからです。

原因3 日光アレルギー

日光に当たるとかゆくなる人は100人に4人

「子供の頃は真っ黒に日焼けしていたのに、最近はちょっと日光に当たるだけでかゆくなる。赤くなったり、腫れたりすることもあってつらい」という人は、日光アレルギーの可能性があります。

日光アレルギーがあると、一般的に問題ないとされるレベルの紫外線を浴びただけで、皮膚にかゆみ、赤み、腫れ、湿疹、蕁麻疹、水ぶくれなどが起きます。

日本人の100人に4人は日光アレルギーがあるといわれており、実は私も日光アレルギーです。日焼け止めをつけずに4~9月の強い日差しを浴びると、粟粒《あわつぶ》大の赤いぶつぶつができて、とてもかゆくなります。

日光アレルギーには個人差が大きく、ほんの数分間、日に当たっただけで発症する人もいれば、数日間当たり続けると発症する人もいます。

また、食物や化粧品、ビタミン剤、薬などが原因で、日光を浴びた部分にアレルギーのような反応が出ることもあり、薬によるものは「光過敏性薬疹」といいます。

柑橘系の精油に注意

【食物】

原因となる食物には、果物ならレモン、オレンジ、ライムなどの柑橘系の果物、あるいはイチジクがあります。野菜なら、パセリやセロリなどのセリ科の野菜、あるいはキュウリなどです。

これらに含まれる「ソラレン」という成分には、**肌についたまま光に当たると肌にダメージを生じさせる「光毒性《ひかりどくせい》」という働き**があります。紫外線の感受性を高めて、皮膚にやけどのような症状やかゆみを生じさせるのです。色素沈着によるシミを引き起こす恐れもあります。

これらの果汁などが肌についたまま紫外線を浴びてもかぶれやすくなりますから、

注意が必要です。

【化粧品】

化粧品では、香水などに使われる柑橘類のベルガモットに含まれる有機化合物「フロクマリン類」に光毒性があります。

アロマテラピーで使われる柑橘系の精油にもフロクマリンが含まれます。ベルガモットのほか、ビターオレンジ、レモン、アンジェリカ、バーベナなどです。これらの精油が入った化粧品などを使った場合、12~48時間は直射日光に当たらないようにしたほうがいいでしょう。

日焼け止めはどう塗るといいのか

【ビタミン剤】

ビタミン剤でも日光アレルギーが起こることがあります。

特に、ビタミンB_2、B_6は、服用して太陽光を浴びると日光アレルギーになりやすいといわれています。日に当たると原因不明のかゆみが生じたりする時は、ビタミン剤をやめてみてください。

【薬】

ケトプロフェン（151ページ参照）を含む湿布薬や、抗生物質、降圧薬、血糖降下薬、あるいは抗ヒスタミン薬の一部にも、光線過敏症を起こしやすい成分が含まれているものがありますから、定期的に薬を飲んでいる人は、医師に確認してください。皮膚科専門医では、どの薬剤に反応するか、光パッチテスト、あるいは光内服試験を行うことができます。

いずれの場合も、これまではなんともなかったのに、ある日突然、体に反応が出ることがほとんどです。

日光アレルギーの予防策は、とにかく紫外線を避けることです。**肌にあった日焼け止めを、衣類から露出する部分にまんべんなく塗ります。**顎の下や手のひらまで忘れずに塗りましょう。日傘や帽子なども使うと、より効果的です。

できれば日中で紫外線が一番強い、午前10時から午後2時頃は外出を控えたほうがよいでしょう。

原因4 皮脂欠乏性湿疹

若くして乾燥肌になる6つの要因

「肌がカサカサしてかゆく、夜も眠れないことがある」という人は、皮脂欠乏症（乾皮症）による皮脂欠乏性湿疹（乾燥性湿疹）の可能性があります。

皮脂欠乏症とは、皮膚が乾燥して角質層が乱れ、バリア機能が損なわれている状態のことです。おもに腕やもも、すね、脇腹といった皮脂の分泌が少ない部分に発生します。皮膚がカサカサとひび割れ、かゆみや痛みが発生します。

皮脂欠乏性湿疹とは、皮膚のバリア機能がさらに低下し、衣服がふれる程度の軽い刺激でもかゆみを感じたり、使い慣れた化粧品にもかぶれたりする状態をいいます。多くは赤みや水ぶくれなどを伴います。

【原因】

おもな原因は、皮膚のバリアを形づくる皮脂、セラミド、天然保湿因子の分泌の衰えです。そのため高齢者に比較的多く発生しますが、年齢が若くても、次のような生活を続けていると皮脂欠乏症になる恐れがあります。

①乱れた食生活

極端なダイエットや偏食、ファストフードやスナック菓子の食べすぎは肌の材料となるタンパク質を不足させ、肌のターンオーバーを乱します。栄養素をバランスよく摂取することが大切です。

②代謝を悪化させる食生活

コーヒーやカフェイン飲料、冷たい飲み物、アイスクリームなどの取りすぎは代謝を悪化させます。これらの食品は適度な量にとどめましょう。

③睡眠不足

睡眠不足は成長ホルモン分泌の低下を招き、肌のターンオーバーを乱します。

④誤った入浴習慣

熱いお湯に長時間入浴したり、ゴシゴシ洗いをくり返したりすると、肌の保湿成分が流出してバリア機能が低下します。第1章の「肌活」に沿った肌にやさしい入浴を心がけてください。

⑤空気の乾燥

エアコンなどの使いすぎなどで室内が常にカラカラに乾いていると、角質層から水分が奪われてカサカサ肌になっていきます。

⑥衣類や寝具

ゴワゴワした衣服や刺激の強い寝具によって角質層が傷つき、乾燥肌が進むことも少なくありません。

このほかに、皮膚からうるおいを奪う洗剤やシャンプーをくり返して使用したり、皮膚から油分や水分を奪い、刺激にもなる紙や革などを日常的に触ったりすることも皮脂欠乏症の原因になります。

強く美しい肌に最適の湿度65〜75%を保とう

「最近、肌がカサカサしすぎ」「あっ、ひび割れてる」と思ったら、食生活や睡眠習慣を見直すとともに、改めて肌活に励んでください。特に保湿が重要です。皮膚の乾燥を防ぐために、刺激が少なく使い心地のいい保湿剤を選びましょう。

空気の湿度における皮膚に適当なレベルは60%前後、皮脂欠乏症の方の場合は65〜75%だということを知っておきましょう。それに合わせて加湿器などを使って過度な乾燥を避けてください。

入浴習慣では、「お湯のみ洗い」を取り入れ、石鹸、ボディソープ、シャンプーなどの洗浄剤の使用を控えめにします。特に、肌をゴシゴシこするのは禁物です。家事などで洗剤を使う時は手袋で皮膚のバリアを守るのも有効です。

衣類は、綿やシルクなど肌ざわりのよいものを選びましょう。

皮脂欠乏症や皮脂欠乏性湿疹に対して、皮膚科では保湿剤のほか、炎症がある場合は、ステロイド剤を処方します。かゆみが強い時は皮膚をかき壊さないように、抗ヒスタミン薬などの内服も併用します。

いずれも、定められた用法に従って使用することが大切です。

原因5 皮膚瘙痒症

医師に相談して薬を中断する場合も

「発疹などはないのに、なぜか、全身のあちこちがかゆい！」という方は、皮膚瘙痒《そうよう》症の可能性があります。

皮膚瘙痒症は、赤みや発疹などが見られないのに、かゆみを感じます。全身のいたるところがかゆくなる場合と、陰部などの限られた部分だけがかゆくなる場合とがあります。**かいたところが炎症を起こし、二次的に湿疹などができることもあります**ので注意してください。

【原因】

皮膚瘙痒症でかゆみが起こるメカニズムは、まだ十分に解明されていません。

ただ、皮脂などの分泌が衰え、肌が乾燥することで外部からの刺激に敏感になり、かゆみが発生するケースが高齢者に多くあり、「老人性皮膚瘙痒症」と呼ばれています。

乾燥以外の要因としては、糖尿病、肝硬変、腎不全、悪性リンパ腫などの内臓の病気や、内服薬剤やサプリメント、精神的なものの関与も指摘されています。

【対処法】

かゆみの原因となる内臓疾患があれば、治療を優先します（303ページ参照）。

内服薬剤やサプリメントに関しては、皮膚科専門医や薬剤師に相談し、中断可能な薬剤であれば一時的に内服をやめて、かゆみが止まるかどうかを調べることもあります。自己判断で勝手に中止しないようにしてください。

老人性皮膚瘙痒症や皮膚が乾燥している場合は、肌を保湿し、室内では加湿器などを使い、湿度を保つことを心がけましょう。

そのほかの日常生活の改善は、前項の皮脂欠乏性湿疹の場合とほぼ同じです。

かゆみが強い時は、皮膚科専門医の診断を仰いでください。

原因6 乾癬

乾癬は人にうつらない、人からうつされない

乾癬《かんせん》は、急増している原因不明の疾患です。好発部位は、頭皮（181ページ参照）のほか、背中、お尻、ひじなど外的な刺激を受けやすい部位です。

【症状】

皮膚のターンオーバーの周期が異常に早くなるため、皮膚が赤く盛り上がります。また、表皮細胞が過剰につくられ、銀白色の鱗のようになってはがれ落ちるのです。

乾癬には4つのタイプがあります。

「尋常性乾癬」は皮膚の症状が主体で、乾癬全体の78％がこのタイプです。

「関節症性乾癬」は関節痛や関節炎を伴うタイプで、約13％を占めます。

「膿疱性乾癬」は膿疱が多発して高熱を発します。約3％。
「乾癬性紅皮症」は全身が真っ赤になるタイプで、約1％です。

【原因】

人間の体は、免疫に異常が起こると、体内で「サイトカイン」という物質が過剰に増加し、体を攻撃して炎症を起こします。体質的にこの炎症を起こしやすい人は、乾癬になりやすいと考えられています。

第3章で述べた通り、遺伝的な要因に、不規則な生活やストレス、肥満などのさまざまな環境因子が加わり、発生すると考えられています。

乾癬はウイルスや細菌が原因ではないため、人にうつしたり、人からうつったりすることはありません。しかし、放置しておいても治るものではありません。

原因は不明でも、症状は劇的に改善できる

乾癬を根本的に治す方法はまだ見つかっていません。しかし、「外用療法」「光線療法」「内服療法」「生物学的製剤による治療」の4つの治療法を段階的に用いることによって、症状が劇的に改善するようになりました。

①外用療法

乾癬治療の基本です。ステロイド外用薬や活性型ビタミンD3の塗り薬を使用し、炎症や表皮細胞の異常な増殖を抑えます。これで改善が見られない場合、光線療法や内服療法を行います。

②光線療法

紫外線を部分的または全身に照射して症状の改善を促す治療法です。UVB（中波紫外線）やUVA（長波紫外線）を用います。

③内服療法

免疫抑制剤（シクロスポリン）や、ビタミンA誘導体（エトレチナート）の内服です。私は、免疫調節薬（アプレミラスト＝薬品名オテズラ）をよく使います。乾癬のかゆみに即効的な効果があるためです。

④生物学的製剤による治療

サイトカインを抑えることで炎症をやわらげ、皮膚のターンオーバーを調整します。アダリムマブ、ウステキヌマブ、セクキヌマブといった薬剤を皮下注射したり、インフリキシマブなどの薬剤を点滴したりします。

原因7 金属アレルギー

なぜか症状が手のひらに出る!?

ある女性が「手のひらに猛烈にかゆい小さな水疱がたくさんできて、治りません」と来院しました。

近所の皮膚科で「洗剤による手荒れ」と診断され、処方された外用薬をきちんと塗りましたが、治る気配がありません。かゆみは増すばかりで、いくつかの皮膚科をめぐったあと、当クリニックに来たのでした。

皮膚の症状からは、異汗性湿疹や手白癬の可能性が考えられました。

しかし、問診をして、彼女は**これまで金属製のアクセサリーでかぶれたことがある**とわかりました。また、手の症状は、**ステンレス製の調理器具をさわったり、ナッツ**

類や魚介類を食べるとなぜか悪化することもわかったのです。

ピンときた私は、彼女の口腔内の検査をしてみました。すると案の定、多くの歯に金属製の詰め物やかぶせ物がしてありました。

私は、この女性を「全身型金属アレルギーによる異汗性湿疹」と診断したのです。金属アレルギーの多くは、皮膚の症状として現れます。ただし、金属が直接ふれていた部分にのみ症状が起こるとは限りません。

金属アレルギーには、局所型の「金属接触アレルギー」と、「全身型金属アレルギー」の2種類があります（233ページ参照）。「全身型」は、歯の詰め物やかぶせ物の金属が長い間に溶け出して起こることが少なくありません。

そして、手のひらにできる水疱の原因として最も多いのが「全身型」なのです。

歯の詰め物も遠ざける

女性には「手のひらの皮膚の下に汗がたまって小さい水ぶくれをつくっているのです。他人にうつることはありませんが、このままだと皮膚がむけて、手荒れの原因になりかねません。金属アレルギーが原因である可能性がありますから、検査しましょう」と説明し、パッチテストをしてみました。

すると、ニッケルに強いアレルギーがあることがわかったのです。そこで、彼女の行きつけの歯科医師に連絡を取って調べてもらうと、10年以上も前に歯に詰めた金属は、ニッケルが主成分だったのでした。

こうした場合、**歯の詰め物を金属からセラミックに変えることが有効**です。

時間やお金のかかることであり、私は「できるならば」と、提案しました。

しかし、彼女は、よほどかゆみに耐えられなかったのでしょう。すぐに、すべての詰め物をセラミックに変更しました。

すると、あれほどひどかったかゆみと水疱が2カ月で治り、半年で完治しました。

その後、再発もしていません。

ただ、全身型金属アレルギーの症状が、なぜ手のひらに出やすいのか、なぜ本来なら外に出るはずの汗が皮膚の下にたまるのかなどに関しては不明点も多くあります。

いったん金属アレルギーになると、現代医学では生涯治らないといわれています。

金属アレルギーによるかゆみは、原因となる金属や、それが含まれる食物を避けるのが最もよい対処法です。

原因 8 妊娠によるかゆみ

妊娠中の悩みは、話して手離そう

妊娠すると、体にさまざまな変化が起きてきます。皮膚も例外ではありません。もともとの皮膚疾患が悪化したり、新しいかゆみが生じたりします。一方で、胎児への影響を恐れて、薬を遠ざけたくなる心理も強くなるものです。

私は皮膚症状に悩む数多くの妊婦さんや授乳婦さんを診てきましたが、「皮膚科専門医に安心して任せてほしい」と声を大にして言いたいと思います。**悩みを1人で抱え込んだり、パートナーにぶつけたりせず、皮膚科専門医に相談することで、出産・育児はずっとうまくいき始めるものです。**

妊娠中のかゆみを伴う皮膚の症状には、2種類があります。

①一般的なもの

妊娠中は、もともと持っている、かゆみを伴う皮膚疾患が、ホルモンバランスの変化などによって悪化することがあります。蕁麻疹、アトピー性皮膚炎、接触皮膚炎、カンジダ症、トリコモナス症などです。

②妊婦さん特有のもの

妊婦さん特有のかゆみを持つ皮膚症状として、小さな赤いプツプツが出て非常にかゆい「妊娠性痒疹《ようしん》」や、強いかゆみを伴う赤い盛り上がりや水疱ができる「妊娠性疱《ほう》疹《しん》」などがあります。

妊娠性痒疹の原因は特定されていません。免疫機能や肝機能の低下という説や、出産後に治ることからホルモンバランスの変化と考える人もいます。

また、皮膚の乾燥によるかゆみ、お腹がふくらむことで皮膚が引っ張られてかゆくなる妊婦さんもいます。

【対処法】

強いかゆみはストレスや不眠などをもたらし、母体や胎児に悪影響を及ぼします。皮膚科専門医に妊婦であることを告げて、相談するようにしてください。体調がデリケートな時期のため、市販薬を自己判断で使ったりしないようにしましょう。

湿疹や炎症を抑えるステロイド外用薬は、皮膚科専門医の指示による用法や用量を守れば、胎児に影響を及ぼすことはありません。かゆみが強い時でも、安全性が比較的高い抗ヒスタミン薬があります。

小児科医に任せきりは、やめなさい

出産を終えて授乳婦になると、**物言えぬ赤ちゃんの皮膚症状への対処**という別の悩みが生じてきます。

赤ちゃんを抱いた28歳のお母さんと夫、女性の両親の5人が深刻な表情で来院したことがあります。赤ちゃんは湿疹で頭や顔などにカサブタがベッタリと付着しており、引っかき傷も多数認められましたが、胴体や四肢はサラサラの肌でした。

聞くと、来院するだいぶ前に小児科A医師に相談し、「乳児湿疹かアトピー性皮膚炎です」と言われ、非ステロイド外用薬を処方されたそうです。ところが、外用薬を塗れば塗るほど湿疹とかゆがり方がひどくなるのです。

そこで別の小児科B医師に診せると、一見して「アトピー性皮膚炎でしょう」と断定し、さらにこう続けたそうです。

「近親者にアトピーはありませんか？　アトピー性皮膚炎は遺伝しますから」

「お母さんの母乳をあげていますが、まさか卵や牛乳を食べてませんよね。この子はお母さんの母乳からの食物アレルギーによって発症したアトピー性皮膚炎です」

お母さんはスギ花粉症がある夫を責め、さらに「食事制限」なるものを知らなかった自分を激しく責めました。そして、卵、牛乳、小麦、ソバ、ピーナッツといった、いわゆる「アレルゲン表示義務特定原材料7品目」を完全に断ち、野菜・果物と少量の肉・魚を食べるだけの生活に入ります。外食は一切しません。1カ月で7キロもやせるほどの厳密な制限でした。

店頭販売の惣菜を食べた後の授乳で赤ちゃんがかゆがったため、その店に駆け込んで「この材料を全部書き出して！」と叫んだこともあったそうです。

一方、赤ちゃんの症状はB医師が処方したステロイド外用薬でよくなりましたが、塗るのを止めるとぶりかえすことのくり返しで、お母さんは疲れ切ってしまいました。

そんなノイローゼ状態のお母さんに、B医師はある再診の時に赤ちゃんを一見して、平然とこう言ったそうです。

「お母さん、本当に卵とか牛乳とかを完全に除去してますか？　皮膚症状がよくなっていませんよ」

今度はアレルギー用ミルク探しに奔走《ほんそう》して苦心惨憺《さんたん》するお母さんを心配して遠方から ご両親も駆けつけ、「小児科だけでなく、皮膚科専門医兼アレルギー専門医の治療方針も聞きたい」と当クリニックに来院したのでした。

1カ月後、お母さんは食事制限などやめて健康になり、湿疹が完治して元気でかゆがらなくなった赤ちゃんと幸せに暮らしています。

知っておきたい「非専門医の誤りやすい点」

このお母さんと赤ちゃんに類似したケースは決して少なくないため、小児科医の誤りを指摘しておきたいと思います。

・医師Aの誤り

「乳児湿疹」という皮膚病はありません。1歳までの乳児に出る湿疹は、あせもやおむつかぶれも、すべて「乳児湿疹」と呼ばれます。つまり、医師に「乳児湿疹ですね」と言われたら、「病名はわかりません」と言われたのとほぼ同じ意味なのです。

一見して「アトピー性皮膚炎です」と診断したのも誤りです。アトピー性皮膚炎、特に乳児アトピー性皮膚炎の診断は、一見してできるものではありません。実際、赤ちゃんは脂漏性乳児皮膚炎でした。

また、非ステロイド系外用薬の処方も疑問です。ステロイドを怖がるあまり「非ステロイド」という名前に惹《ひ》かれる人が少なくありません。しかし、非常にかぶれやすい薬であり、敏感肌の乳児への使用は要注意なのです（134ページ参照）。

・医師Bの誤り

「アトピー性皮膚炎は遺伝します」というのは誤りです。アトピー素因は遺伝する可能性がありますが、アトピー性皮膚炎そのものは遺伝しません（83ページ参照）。「母乳からの食物アレルギーによって発症したアトピー性皮膚炎です」というのも間違っています。**アトピー性皮膚炎と食物アレルギーとは関係が深いものの、それぞれ別の疾患と考えたほうがよい**でしょう。

また、授乳中の母親に食物制限を勧めたのも誤りです。お母さんは、栄養バランスのよい食事を偏りなく食べることが何より大事です。

確かに母親が食べたものの一部が母乳中に分泌されますから、授乳後の赤ちゃんにアレルギーのような症状が起きた場合に心配するお母さん方からの相談をよく受けます。しかし、**母親がアレルゲンを含む食品を食べても、母乳に含まれるアレルゲンの量は、アレルギー症状を起こす濃度の1000分の1程度**です。

むしろ母乳育児中も、母親がアレルゲンとなる食品を適度に取ることが、赤ちゃんの免疫力につながると考えられています。

ただし、授乳後に、赤ちゃんの皮膚に赤みが増したり、呼吸が苦しそうであったりすることが続く場合は、日本アレルギー学会認定のアレルギー専門医などの受診をお勧めします。

なお、私は赤ちゃん用の肌活指導、ステロイド外用薬のプロアクティブ療法（86ページ参照）、食物除去試験、食物経口負荷試験、赤ちゃんのアレルギー検査などを入念に行い、食物アレルギーの関与する乳児アトピー性皮膚炎ではないことを立証し、お母さんを安心させたうえで、赤ちゃんの皮膚の炎症を治した次第です。

赤ちゃん、お母さん、ご家族をかゆみによる生活の質の低下から救えたのは大きな喜びですが、その半面、誤診や不適切治療が症状をこじらせ、お母さんの心身の苦痛を招いたことは、同業者として胸が痛みました。

原因9 内臓疾患によるかゆみ

痛みがあるのに「かゆみ」しか感じないのはなぜ？

テレビの人気番組で、「かゆみの原因に内臓疾患がある」と放映されたあと、過剰に内臓疾患を心配する患者さんが増えたことは前述（258ページ）の通りです。

【原因】

内臓に問題がある時にかゆみが生じる最も大きな原因は「ベータエンドルフィン」というオピオイドペプチド（162ページ参照）だということが近年明らかになりました。

ベータエンドルフィンは、鎮痛、鎮静効果に優れ、ケガなどをして体にストレスがかかると分泌されます。脳は、内臓に問題があると、ベータエンドルフィンを大量に分泌して苦しみをやわらげようとします。

ところが、かゆみ神経の先にベータエンドルフィンの受容体があるのです。つまり、脳が大量のベータエンドルフィンを出すと、受容体がどんどんベータエンドルフィンを受け取る状態になり、かゆみ神経が刺激され続けることになります。

その刺激が脳に送られ、ものすごいかゆみが襲ってくるのです。

ベータエンドルフィンの受容体は脳の中にもあり、同時に脳の中でもかゆみが生まれていると考えられています。

重大な病気があるのにベータエンドルフィンが出て痛みが伝わらなくなってしまうのは、ありがた迷惑な気もします。しかし、これは、治療法などがなかった太古の時代に重大な病気で苦しむのを避けるため、体が持つようになった仕組みではないかと考えられます。

内臓疾患を過剰に心配する必要はありませんが、皮膚に異常がなくてもかゆい、十分な肌活をしていてもかゆみが1カ月以上続くなどの症状があったら、内臓疾患によるかゆみかも？　と考えるのは、悪いことではありません。

腎不全、糖尿病、甲状腺疾患、悪性腫瘍、肝機能障害などが隠れている可能性があるからです。それぞれの専門医に相談してみましょう。

原因10 虫刺され

意外にわかりにくい虫刺され

「何が起きたかわかりません。裸の上半身を見てください。猛烈にかゆがるんです」と、小学生のお子さんを連れたお母さんが来院しました。見ると確かに、赤いブツブツがくっきりとランニングシャツの形に出ていて、診察中もお子さんはかゆくてたまらない様子です。

これは、チャドクガの毒針による皮膚炎でした。ドクガの中で最も頻繁に人に被害を及ぼすのが、チャドクガです。卵から幼虫、サナギ、成虫と一生の間毒針を持っていますが、特に危ないのは幼虫でしょう。0・1㎜ほどの微細な毒針毛《どくしんもう》を、1匹につき数十万本も持っています。それが、ツバキ、サザンカなどツバキ科の樹木に何十匹も群れるので、まさに毒針毛の塊になります。毒針毛はとても抜けやすく、風で飛散します。そのため直接ふれなくても、繁殖している木の下にいたり、近くで風を受けたりするだけで被害にあうことがあります。服を着ていても、毒針毛はあらゆる隙間から入り込み、ヒスタミンなどの毒を注入します。そのため、赤いブツブツができて腫れ、猛烈にかゆくなるのです。

来診したお母さんは、ランニングシャツを裏返しにして干していたのでしょう。そこにチャドクガの毒針毛が風などで運ばれて付着したと思われます。それを着て動き回ったのですから、毒針毛を肌にすり込むことになったのです。

チャドクガのかゆみは放置しておくと全身に広がる傾向があり、また何カ月も続くことがありますから、皮膚科専門医による治療が必要です。**市販薬では効果はありません。**ステロイド外用薬や、抗ヒスタミン軟膏などが有効です。

なお、チャドクガの幼虫は1年に2回発生します。5月から6月にかけてと、8月から9月にかけてです。

虫刺されは原因がわかりやすいと思いがちですが、チャドクガの例からもわかるように気づかないことも多いので注意が必要です。

虫に刺された時の注意点

虫刺されには、一般的に次のような危険もあります。

①呼吸困難などにつながるアナフィラキシーショックを起こす可能性がある
②有害なウィルスや細菌を媒介する
③かくと痒疹結節《ようしんけつせつ》を生じる恐れがある

虫刺されの**かゆみに耐え切れずにひっかいてしまうと、かきくずした部位の皮膚症状が悪化し、硬いイボ状になることがあります。**これが痒疹結節です。こうなると数年にわたって強いかゆみが続き、根気のいる治療が必要になります。

虫刺されには、ハチやムカデのように強い痛みを伴うものも少なくありませんが、かゆみを引き起こす代表的な虫は、蚊、ダニ、ノミ、シラミなどです。

・蚊

かゆみや皮疹は比較的軽く、かかずに数日放置しておけば、たいてい引きます。ヒトスジシマカ（ヤブカ）に注意すべき時期は5～10月頃ですが、アカイエカは3～11月頃と長く、最近では地下街でチカイエカが1年中見られるようになりました。

・ダニ

室内で人から吸血するダニは、おもにネズミに寄生しているイエダニです。

布団やじゅうたんなどにいるヒョウヒダニは、刺すことはありません。ただし、その死骸や糞が皮膚から侵入し、アレルギー反応を起こしてかゆみの原因となります。ヒゼンダニについては253ページを参照してください。

・ノミ

ノミによる被害は、ほとんどが猫からうつるネコノミです。ペットの猫を飼っている方は注意をしてください。ネコノミに注意すべき期間は6～9月頃です。

・シラミ

シラミの被害が徐々に増えているのは今まで述べてきた通りです。アタマジラミは186ページを、ケジラミについては252ページを参照してください。

【対処法】

ダニ、ノミ、シラミなどのかゆみや皮疹は根強く、長引きますので、**患部を冷やす**

などしてかかないようにします。患部を傷つけないようにして皮膚科専門医に相談します。抗ヒスタミン薬や、腫れがひどい場合は、ステロイド外用薬などが使われます。

〈了〉

【著者経歴】

豊田雅彦(とよだ・まさひこ)

1990年、富山医科薬科大学（現：富山大学）医学部卒業。同大学皮膚科学講座に入局・研修医となる。

1994年から２年半、米国ボストン大学医学皮膚科学教室に留学し、皮膚老化や神経など多彩な研究を行う。

1996年、米国ワシントンDCで開かれた国際会議である研究皮膚科学会議年次総会で「色素細胞と神経の接着」にて最優秀研究賞を共同受賞。

2002年、パリで開かれた国際皮膚科学会で「アトピー性皮膚炎のシクロスポリンによるかゆみの抑止効果機序」の発表にて臨床部門最優秀賞を単独受賞。

2003年、富山大学皮膚科講師となる。

2004年、米国マイアミで開かれた国際皮膚科学会で「抗アレルギー剤がかゆみを抑える新たなメカニズム」の発表にて研究部門最優秀賞を単独受賞。国際皮膚科学会において研究と臨床の両部門で単独受賞の世界一になったのは著者が当時世界初。

2005年、うるおい皮ふ科クリニックを開業。

かゆみをなくすことをライフワークに掲げ､患者さんが希望を持てる診療に日々尽力。現在までに1,800以上の医学論文・医学専門書を執筆。また、国内外で年間最多250以上の講演会・学会発表・保健所指導を行い、日本の皮膚病・かゆみ・漢方治療のパイオニアとして、啓蒙、発展に寄与。

日本皮膚科学会認定皮膚科専門医、日本アレルギー学会認定アレルギー専門医、日本和漢薬学会評議員、日本研究皮膚科学会評議員、日本かたち研究学会理事、日本美容皮膚科学会・日本乾癬学会・日本皮膚免疫アレルギー学会・日本皮膚病理組織学会・日本皮膚悪性腫瘍学会・The Society for Investigative Dermatology、Federation of Clinical Immunology Societies 他会員。

著書に『図解で解決！　頑固なかゆみもアトピーも１分肌活で必ずよくなる』（三笠書房)、共著・分担執筆に『東洋医学を極めた！漢方の名医9人』（現代書林）など多数ある。

~ 知っトク情報 ~

大好評!　インスタグラム「肌活先生」　では

★かゆみや肌荒れなどお肌のお悩みを解決する方法

★美肌を作る生活習慣･食習慣

などのお役立ち情報を無料配信中です!　ぜひ、ご登録ください。

https://www.instagram.com/hadakatsusensei/

頑固《がんこ》なかゆみもアトピーも1分《ぷん》肌活《ハダカツ》で必《かなら》ずよくなる

著　者――豊田雅彦（とよだ・まさひこ）

発行者――押鐘太陽

発行所――株式会社三笠書房

〒102-0072 東京都千代田区飯田橋3-3-1

電話：(03)5226-5734（営業部）

　　：(03)5226-5731（編集部）

http://www.mikasashobo.co.jp

印　刷――誠宏印刷

製　本――若林製本工場

編集責任者　清水篤史

ISBN978-4-8379-2760-0 C0030

© Masahiko Toyoda, Printed in Japan

＊本書のコピー、スキャン、デジタル化等の無断複製は著作権法上での例外を除き禁じられています。本書を代行業者等の第三者に依頼してスキャンやデジタル化することは、たとえ個人や家庭内での利用であっても著作権法上認められておりません。

＊落丁・乱丁本は当社営業部宛にお送りください。お取替えいたします。

＊定価・発行日はカバーに表示してあります。

自然療法が「体」を変える
東城百合子

病気にならない考え方・生き方から、免疫力が高まる食事、誰でもできる手当て法、生活術……を、徹底的に紹介。役に立つ体験談も豊富に掲載！「元気で病気知らずの人生を送る人」にはこんな理由があるのです！

知的生きかた文庫

食生活が人生を変える
東城百合子

「薬や病院にたよらず健康を保ちたい人」の必読書！細胞が活気づく〝自然療法〟の知恵が満載！　健康づくりのための食事、病気治しの考え方や手当て法で、体の中から生まれ変わります！

「体を温める」と病気は必ず治る
医学博士／イシハラクリニック院長　石原結實

病気は「冷たいところ（血行不良）」に起こる！　血圧を下げる、肥満解消、がんこな腰痛に、アトピーなど皮膚トラブルに……プチ断食、温めメニュー、簡単その場運動など、早い人は1週間で効果が表れる内臓強化法！

頭のいい人の短く深く眠る法
藤本憲幸

わずか3時間でも、より深く眠れば8時間睡眠と同じ効果！　この熟睡法なら目覚めはスッキリ、頭にも体にもやる気がみなぎってくる。寝つきもよくなり、不眠症も解決、熟睡につながる食べ方まで頭のいい眠り方のすべて！

100歳まで元気に生きる食べ方
医学博士　白澤卓二

「この本のエッセンスを私は実践して、元気で95歳を突破！」日野原重明先生（聖路加病院名誉院長）が大推薦の「年を取らない、病気にならない」長寿食！　高血圧から認知症予防、シミ・シワ対策まで食べて治す法。

T50013